Joachim Sevenich

CHAKRAS und die magische Kraft der Stimme

vianova
Verlag Via Nova

JOACHIM SEVENICH

CHAKRAS
und die magische Kraft der Stimme

Stärke deine Energiezentren

vianova
Verlag Via Nova

Wichtiger Hinweis

Das Buch spiegelt die Ansichten und persönlichen Erfahrungen des Autors wider. Die Informationen in diesem Buch wurden sorgfältig recherchiert. Alle Übungen wurden ausgiebig getestet. Sie sind jedoch kein Ersatz für ärztliche, medizinische oder therapeutische Behandlung. Eine Haftung des Autors und des Verlages für entstandene Schäden durch den Gebrauch des Buches und der darin enthaltenen Informationen, praktischen Hinweisen und Übungsanleitungen ist ausgeschlossen. Die in diesem Buch enthaltenen Ratschläge ersetzen nicht die Untersuchung und Betreuung durch einen Arzt oder Therapeuten. Vor Durchführung einer Selbstbehandlung sollte ein Arzt oder ggf. Therapeut zu Rate gezogen werden, insbesondere wenn Sie an Gesundheitsbeschwerden leiden, regelmäßig Medikamente zu sich nehmen oder schwanger sind. Für den Erfolg bzw. die richtige Ausführung der Übungen in jedem Einzelfall können Autor und Verlag keinerlei Gewähr übernehmen.

3., überarbeitete Auflage 2023

Verlag Via Nova, Alte Landstraße 12, 36100 Petersberg

Telefon: (0661) 6 29 73

Fax: (0661) 96 79 560

E-Mail: info@verlag-vianova.de

Internet: www.verlag-vianova.de

Grafik: Michael und Ute Krah von www.maenneken.de

Fotos: Joachim Sevenich und Clarissa Gebauer

Umschlaggestaltung: Guter Punkt, München

Satz: Sebastian Carl, Amerang

Druck und Verarbeitung: Appel und Klinger, 96277 Schneckenlohe

ISBN 978-3-86616-540-3

Inhalt

Vorwort 9

1. Einleitung 13
Energie und Energiezentren des Menschen 16
Die Energiezentren im Wissen der Kulturen 21
Zwei einfache Experimente 22
Resonanz 26
Tanzendes Paniermehl 29
„Am Anfang war das Wort“ 32
Die Oktave als universelles Prinzip 34
„Wie oben, so unten“ 35

2. Gesang und Chakras 37
Singen und Tönen mit der eigenen Stimme baut einen positiven Kreislauf auf 40
Verschiedene Arten von Chakra-Gesängen 41

3. Die sieben Haupt-Chakras 46
Das Wurzel-Chakra 48
Das Hara-Chakra oder Harazentrum 49
Das Solarplexus-Chakra 51
Das Herz-Chakra oder Herzzentrum 52
Das Kehlkopf-Chakra 54
Das Stirn-Chakra 55
Das Kronen-Chakra 56

4. Lieder der Chakras 58
Schwingungsebenen der Chakras 60
Die Chakraflöte 62

Mantras ... 65
Schöpferischer Gesang ... 68
Fragen als schöpferischer Impuls ... 71
Erkenntnistönen ... 71
Singen mit der Natur ... 72
Laut sein ... 73
Stille ... 74

5. **Der Weg des Herzens** ... 76
Den Weltenspiegel verändern ... 77
Wege zur Weltenseele ... 81
Glück und Lust ... 83

6. **Chakra-Kreisläufe** ... 89
Der Realisationspfad ... 90
Pfad der Erkenntnis ... 100
Krise und Scheitern ... 104
Pfad der Demut und der Dankbarkeit ... 106
Fülle erschaffen ... 110
Visionen und Wünsche realisieren ... 112

7. **Gesang und Chakras im täglichen Leben** ... 115
Meditation ... 115
Schutzrituale ... 119
Vorbereitung auf Prüfungen und wichtige Termine ... 122
Blockaden auflösen ... 124
Die Energiezentren in der Umgangssprache ... 130
Singen und Tönen für andere Menschen ... 131
Beim Zahnarzt ... 131
Trauer und Schmerz loslassen ... 133
Frauen und Männer ergänzen sich ... 134
Einen Partner, eine Partnerin finden ... 135
Schwangerschaft und Geburt ... 137
Ein Haus erwerben ... 139
Unternehmen und Selbständigkeit ... 142

8. Ergänzende Zusammenhänge und Übungen 144
Integration von Schattenanteilen 144
Atmung und Atemtypen 153
Planeten und Tritonus 156
Atem- und Körperübungen für die Chakras 161

Danksagung 169
Anmerkungen 170

Vorwort

Das Chakra-Vokal-Training hat mittlerweile vielen tausend Menschen einen Schlüssel geliefert, um die eigenen Energiezentren zu erfahren und bewusst zu harmonisieren. Auch Profis, die mit der Stimme arbeiten, wie etwa Schauspieler und Sänger, können großen Nutzen aus diesem Buch ziehen, wie ich aus vielen dankbaren Rückmeldungen erfahren habe. Die Chakraflöte, also das Durchtönen der Hauptenergiezentren mit den Vokalen der Stimme, hat mittlerweile Einzug gehalten bei Singnächten und wird von Therapeuten als eigenständiges Instrument benutzt, um Blockaden zu erkennen und aufzulösen.

Als mich Doris Gebauer-Sevenich in den 1980er Jahren in die Welt der Chakras einführte, begann eine faszinierende Entdeckungsreise, die bis heute anhält. Leider hat Doris 2011 ihre irdische Reise in ihrem physischen Körper beendet. Die Begleitung während ihrer Erkrankung war der Auslöser, der mich für das Thema Selbstheilung sensibilisierte. Wir mussten schmerzlich erfahren, dass sich der technisch-medizinische Komplex ziemlich weit von echter Heilung entfernt hat. Damals schon wurden mir Methoden zur Auflösung von Schocktraumata empfohlen, die beim Tod einen nahen Angehörigen häufig entstehen. Dies stellte sich als Segen heraus.

Der dem Herz-Chakra zugeordnete Vokal *A* hat sich in der Folge als wertvoller Indikatorton bei der Identifizierung alter, festhängender Traumaschalter im limbischen System erwiesen. Heute biete ich mit dem Lebensenergie-Coaching Einzelbegleitungen an, um die Lebensenergieräuber aufzulösen und die natürliche Ordnung und Harmonie des Organismus zu stärken. Bahnbrechend war die Entdeckung, dass es mithilfe der Chakra-Vokalreihe möglich ist, jederzeit sowohl heilende Pflanzenkräfte einzuschwingen als auch Pathogene auszuschwingen. Weitere Informationen dazu erhalten Sie auf meiner Webseite www.energie-ambulanz.com.

Vokale sind Urlaute. Sie repräsentieren sieben Ebenen der Schöpfung. Aus der Urquelle tönt fortlaufend das *OM* oder *AUM*, aus dem heraus sich die Schöpfung entfaltet. Das dem Kronen-Chakra zugeordnete *M* repräsentiert die Urquelle und enthält alle Vokale, die dann durch Frequenzverdichtung herausgefiltert werden.

Das bewusste Tönen von Vokalen aus dem jeweiligen Chakra heraus ist auch eine wundervolle Meditationstechnik. Sie erdet und zentriert uns und bringt uns dann Ebene für Ebene weiter in Richtung der göttlichen Urquelle und des Einsseins mit dem Göttlichen. Die reproduzierbare Erfahrung, dass es auf der Ebene unseres Kronen-Chakras eine immerwährende Freude und Glückseligkeit gibt, ist vielleicht das größte Geschenk des Vokaltönens.

Genau auf der Chakralinie verlaufen mittig in unserem Körper die beiden Hauptmeridiane. Es sind das Konzeptionsgefäß (Yin-Energie) auf der Vorderseite vom Damm bis zur Unterlippe und das Lenkergefäß (Yang-Energie) auf der Hinterseite vom Damm über den Scheitel bis zur Oberlippe. Visualisieren Sie beim Tönen der Chakraflöte deshalb auch einmal bewusst die Chakras auf der Rückseite Ihres Körpers. Mit *Hang* und *Han* können wir die beiden Hauptmeridiane gezielt harmonisieren. Wenn wir dann noch ein *L* tönen, schließt sich der „kleine himmlische Kreislauf" über den Gaumen. Lassen Sie anschließend noch ein *MIEAOoU* dreimal mit einem abseufzenden Ton den Rücken herunterlaufen. Das ist die perfekte Vorbereitung für einen guten Tag.

Alle Sinnesfreuden sind vorübergehende Zustände und unterliegen der Polarität. Göttliche Freude und Liebe sind absolute Größen jenseits der Polarität. Je tiefer wir darin eintauchen, indem wir unser Herz- und Kronen-Chakra öffnen, umso mehr lichtet sich der Schleier von Maya, der großen Täuschung. Das höchste Ziel des

Menschen ist die (Wieder-)Vereinigung mit dem Göttlichen. Die Chakra-Meditation mit der Erfahrung der sieben Seinsebenen von Raum und Zeit bis raumzeitlos ist der Schlüssel dazu. So wird es auch im uralten und lange verschollenen Kriya Yoga gelehrt, dessen Kern eine Chakra-Meditation ist, zusammen mit dem Hören des Urklangs *OM*.

1. Einleitung

Zu allen Zeiten haben Menschen ihre eigene Stimme benutzt, um bestimmte Bewusstseinszustände auszudrücken oder zu verändern. Vielfach waren es jedoch nur Eingeweihte, Mystiker, Schamanen oder Priester, die Kenntnis von den Kräften hatten, die in den Tönen der menschlichen Stimme enthalten sind. Wir leben jetzt, zu Beginn des Wassermann-Zeitalters, in einer Zeit, wo vieles ans Licht kommt und zunehmend mehr Menschen sich für das alte Wissen interessieren.

In diesem Buch finden Sie, lieber Leser, liebe Leserin, die Erfahrungen und Erkenntnisse, die mich die Chakras, die Energiezentren des Menschen, zusammen mit den Tönen meiner eigenen Stimme gelehrt haben. Das Singen in Verbindung mit den Chakras führt erstaunlich leicht zu innerer Erfahrung und Meditation. Ich fühle mich davon reich beschenkt und möchte dies weitergeben. Mein Anliegen für das vorliegende Buch ist es, Ihnen und anderen Menschen in einfacher, nachvollziehbarer Weise eigene Erfahrungen zu ermöglichen. Sie treten auf diese Weise in Kontakt mit alten Kulturen, in denen Menschen ihre Stimme benutzten, um sich mit tieferen Seelenschichten zu verbinden. Es ist dafür nicht erforderlich, dass Sie bereits bewusst Kontakt mit Ihren Chakras hatten. Sie brauchen auch nicht an irgendetwas zu glauben. Es reicht, wenn Sie anfangen, mit Ihrer Stimme zu tönen. Probieren Sie einfach die in diesem Buch beschriebenen Übungen und Experimente aus und machen Sie eigene Erfahrungen. Sicher wird es manchmal einiger Ausdauer bedürfen, bis sich spürbare Ergebnisse einstellen. Eines kann ich aus Überzeugung sagen: In über 30 Jahren intensiver Beschäftigung mit den Chakras habe ich keine Methode kennengelernt, die Menschen so schnell und einfach ihre Chakras erfahren lässt, wie das Tönen von Selbstlauten aus bestimmten Bereichen des Körpers. Über Jahre hinweg habe ich regelmäßig Seminare und Gesangsveranstaltungen angeboten, zu denen viele hundert Teilnehmer kamen, davon viele weder mit Meditationserfahrung noch mit Gesangserfahrung – und es hat immer funktioniert.

Gelegentlich habe ich Menschen getroffen, die mich gefragt haben, ob es nicht gefährlich sei, sich mit den Chakras zu beschäftigen. Auch in einigen Büchern sind Warnungen vor der Beschäftigung mit den unteren Chakras und der Erweckung der Kundalini-Kraft enthalten. Nun, die Chakras sind Energiezentren und Tore unseres Bewusstseins. Der Umgang mit Energie beinhaltet durchaus ein potenzielles Risiko. Wenn Sie laufen, Fahrrad fahren oder mit dem Auto unterwegs sind, unterliegen Sie einer Bewegungsenergie, die, wie man weiß, potenziell gefährlich sein kann, ebenso wie andere Formen von Energie, etwa Strom und Verbrennungswärme. Genauso verhält es sich mit den Energien der Chakras. Wir alle haben Regeln gelernt, wie man mit Energien im Alltag umzugehen hat. Durchaus gefährlich wird es, wenn wir so tun, als gäbe es diese Energien nicht, oder wenn wir die Regeln des Umgangs mit ihnen ignorieren bzw. nicht lernen wollen. Wie bei anderen Energieformen auch gibt es für den Umgang mit den Chakras und den mit ihnen verbundenen Energien sinnvolle Regeln; diese sind in diesem Buch an den erforderlichen Stellen als „Hinweis" gekennzeichnet. Der Einsatz Ihrer eigenen Stimme in Verbindung mit den Chakras hat einen besonderen Vorteil: Sie haben keine Fremdeinwirkung und Sie führen nichts von außen hinzu. Sie sind damit ganz in der Obhut der Weisheit Ihres Körpers und Ihrer inneren Führung. Diese wird Ihnen erfahrungsgemäß nie mehr präsentieren, als Sie nach ihrem aktuellen Entwicklungsstand zu verarbeiten in der Lage sind. Als Instrument der Selbsterfahrung, der Selbstentdeckung und der

Selbstheilung ist Ihre eigene Stimme hervorragend geeignet – und das Beste ist: Sie haben sie immer bei sich und jederzeit verfügbar.

Selbsterfahrung und Selbstentdeckung beinhalten, dass wir auch an Stellen unseres eigenen Unterbewusstseins geführt werden, die wir vielleicht lieber weiter verdrängt und ignoriert hätten. Davor haben wir einfach Angst. Durch die bewusste Arbeit mit den Chakras öffnen sich Tore des Bewusstseins, durch die uns unsere Seele zur Ganzheit führen möchte. Das Annehmen aller Anteile, auch der ungeliebten und verdrängten, ist Teil der Arbeit, die wir als Menschen auf der Erde zu leisten haben, um zu tiefer Heilung zu gelangen. Die Integration von Schatten, das Offenlegen der Wunde, ist deshalb untrennbar mit dem Thema „Chakras" verbunden und wird in diesem Buch immer wieder behandelt. Auch hier gilt das gleiche Prinzip wie bei der Auseinandersetzung mit Energien: besser bewusst damit umgehen, als vom Leben unsanft darauf gestoßen zu werden.

Gesang fördert nachweislich die Vitalität, Gesundheit und Lebensfreude. Auch die körperliche Leistungsfähigkeit wird durch Gesang positiv beeinflusst. Unsere Stimme hat darüber hinaus eine enorme schöpferische und gestaltende Kraft. Aus der Verbindung von Stimme und Chakras werden sich Ihnen neue, bislang kaum bekannte Möglichkeiten eröffnen, mithilfe Ihrer eigenen Stimme kreativ und schöpferisch zu sein. Der Überlieferung nach sollen die ägyptischen Pyramiden mithilfe von gesungenen Sprüchen und tiefen Tönen erbaut worden sein. Heute stehen wir sowohl individuell als auch global vor anderen Aufgaben, die sicher nicht weniger herausfordernd sind als der Bau der Pyramiden. Indem wir uns intensiv mit Gesang und Energie beschäftigen, schließen wir uns an altes magisches und mystisches Wissen unserer Vorfahren an. Zusammen mit den Erkenntnissen der Physik und der Esoterik unserer Zeit ergibt sich ein erfrischend klares Bild von der Bedeutung des Klangs und der Energiezentren für unser alltägliches Leben. Wenn wir altes und neues Wissen achtsam und mit dem Herzen verbunden anwenden, wird es uns bei den täglichen Herausforderungen des Lebens helfen und dafür sorgen, dass wir harmonisch im Tanz des Lebens mitschwingen.

Bei der Beschäftigung mit den Chakras geht es auch ein Stück weit um Sinnsuche. Die im vorliegenden Buch ausführlich erläuterte Funktion der Chakras als Verbindungsstelle zwischen oben und unten, zwischen Geist und Materie, zeigt einen möglichen Weg auf, um die Einbindung des eigenen Lebens als Teil eines größeren Ganzen zu erfahren. Durch Übungen, speziell zur Kommunikation mit Herz und Seele, kann der Kontakt zu Ebenen hergestellt werden, die im Alltag allzu leicht verschüttet werden und die doch von einer absoluten, individuell erfahrbaren Wahrheit geprägt sind.

Der erste Teil des Buches ist in Form eines Lehrgangs gehalten, der Sie schrittweise und immer tiefer in die Welt Ihrer Stimme und Ihrer Chakras einführt. Viele begleitende Übungen sind dazu gedacht, eigene Erfahrungen zu machen, denn nur diese bringen Sie wirklich weiter. Im zweiten Teil des Buches wird ein bewährtes Konzept von Chakra-Kreisläufen beschrieben. Anschließend werden praktische Anwendungen vorgestellt. Im dritten Teil des Buches folgt die Darstellung weiterer spannender Zusammenhänge von Stimme, Schwingung und Körper. Spezielle, ergänzende Übungen laden schließlich dazu ein, noch kraftvoller in den Fluss der Energien einzutauchen.

Energie und Energiezentren des Menschen

Die in uns und um uns wirkenden Lebenskräfte beschreiben wir mit dem Begriff „Energie“ oder „Energien“. Alles in unserer Welt ist von Energie durchdrungen. Die winzigen Bausteine der Materie, die Atome, sind Energiefelder, die mit unterschiedlichen Frequenzen schwingen. Demnach ist also auch Ihre Hand Energie, genauso wie die feste Wand, an der Sie sich abstützen. Wenn alles Energie ist, dann sind auch Ihre Gedanken und Träume Energie. Das ganze Universum ist ein Tanz von Energien und wir Menschen befinden uns inmitten dieses Tanzes.

Viele der alten östlichen Kulturen und die alten indianischen

Völker haben und hatten Kenntnis über zentrale Energiezentren des Menschen und Einblick in ihre Bedeutung für das menschliche Leben. Das Wissen darüber wurde von Generation zu Generation weitergegeben. Offenbar konnten damals wie heute einige Menschen den Energiekörper des Menschen sehr gut sehen und spüren. Hinweise auf die vitale Energie des Menschen, die als Lichtkörper wahrgenommen wurde, finden sich bei den Pythagoreern um 500 vor Christus genauso wie in der jüdischen Kabbala.[1] Die verschiedenen Kulturen und Religionen haben diesen subtilen Energiezentren des Menschen unterschiedliche Namen gegeben. Die heute am meisten benutzte Bezeichnung ist *Chakra*. Es bedeutet im Sanskrit *Rad des Lichts*. Man vergleicht die Chakras mit Rädern, weil ihre Energie unaufhörlich in Form von Wirbeln rotiert, ähnlich wie Wasser- oder Luftstrudel. Außer den sieben Haupt-Chakras gibt es im ganzen Körper verteilt viele kleinere Neben-Chakras. Sie stehen mit den aus der Akupunktur bekannten Meridianen und Reflexzonen in Verbindung. Die Chakras sind in der traditionellen asiatischen Medizin seit vielen tausend Jahren bekannt und werden sowohl zur Diagnose als auch zur Therapie von Störungen im körperlichen, seelischen und geistigen Bereich genutzt. Jedes Chakra repräsentiert einen eigenen Schwingungsbereich. Ihre Schwingung wird umso langsamer, je näher sie der Erde sind. Beim spontanen Tönen von Selbstlauten aus den Chakras erklingen deshalb aus den unteren Chakras im Becken tiefere Töne als aus den höheren Chakras im Kopf. Auf seiner Schwingungsebene ist ein Chakra für ganz bestimmte Organe und Drüsen des Körpers zuständig. Es versorgt diese mit Energie und steuert den Energiehaushalt. Die Einwirkung auf den Körper erfolgt unter anderem über die Hormone des Drüsensystems. Deshalb können wir über die Arbeit mit den Chakras im feinstofflichen Bereich auch Einfluss auf unsere körperliche Befindlichkeit nehmen.

Chakras repräsentieren Ebenen von Schwingungen, die nicht mehr im hörbaren oder sichtbaren Bereich liegen. Gleichwohl unterliegen sie den Gesetzen von Schwingung, Klang und Resonanz. Deshalb ist es möglich, unsere Chakras über unsere Stimme hörbar zu machen und auch mit der Stimme harmonisierend auf sie einzuwirken.

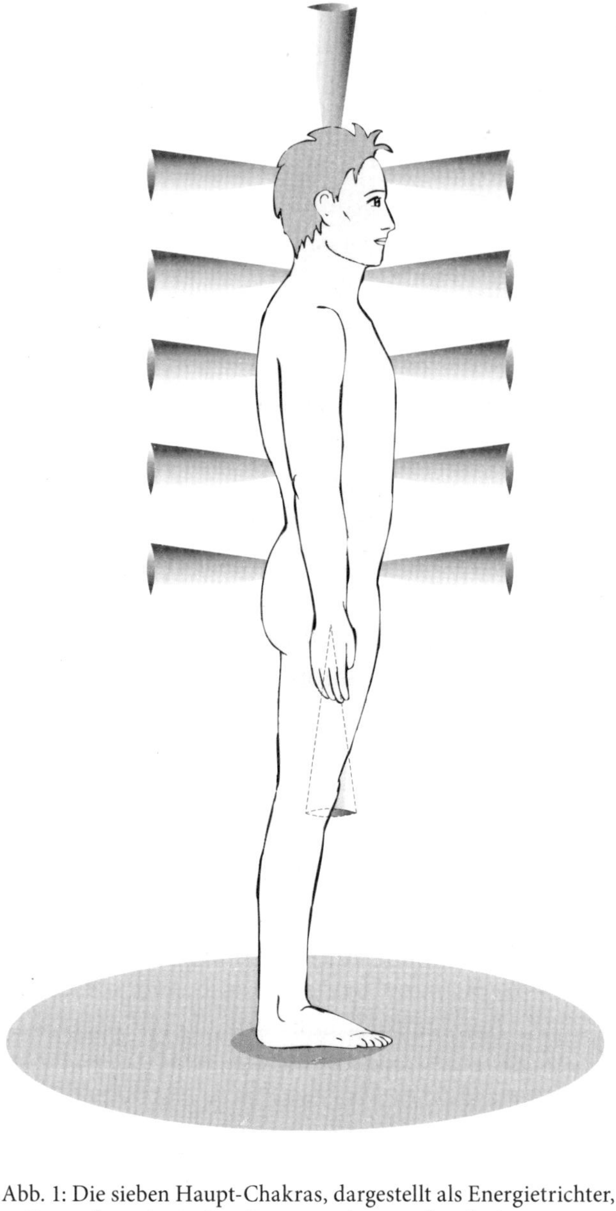

Abb. 1: Die sieben Haupt-Chakras, dargestellt als Energietrichter, die aus dem physischen Körper in die umgebende Aura ragen

Bei fast allen Menschen sind einige Chakras mehr, andere weniger aktiv. Man spricht von einer Blockade oder Disharmonie, wenn die Energie in einem Chakra nicht mehr harmonisch fließt. Der Fluss der Energie kommt ins Stocken oder gerät aus einem anderen Grund aus dem Gleichgewicht. Die Chakras selbst haben das Bestreben, sich untereinander zu harmonisieren, also auszugleichen. Möglichkeiten, die Chakras bewusst zu harmonisieren, sind unter anderem:

- Meditationen mit Farbvisualisierungen
- Hände auflegen
- Kristalle und Edelsteine
- Töne und Düfte
- Körper- und Atemübungen
- Naturerfahrungen und Farben

Die Chakras wirken im Energiesystem des Menschen als Empfänger, Wandler und Verteiler von Lebensenergien. Andere Benennungen für einzelne Formen von Lebensenergien sind *Prana*, *Od*, *Ki* oder *Chi*. Diese Energien sind in unserer Umgebung und in der Luft, die wir atmen. Sie durchströmen uns in jedem Moment. Energie an sich gehört zu den großen Mysterien. Ich habe mir von Physikern bestätigen lassen, dass auch die moderne Physik das *Wesen* von Energie nicht erfassen kann. Was sie messen kann, sind ihre *Auswirkungen*, nicht jedoch ihr Wesen. Einer der wichtigsten Grundsätze der Physik lautet, dass man Energie weder herstellen noch vernichten kann (Energieerhaltungssatz). Man kann lediglich verschiedene Energieformen ineinander umwandeln. Im Laufe der Geschichte ist es dem Menschen gelungen, aus der seit jeher vorhandenen Vielfalt von Energieformen immer neue Energieformen zu entdecken und die Möglichkeiten der Umwandlung zu verfeinern. Ein Beispiel: Die chemisch gebundene Energie der Kohle wird über infrarote Wärmeenergie in Bewegungsenergie umgewandelt. Diese wird in Elektrizität gewandelt. Daraus erzeugt man Licht oder Radiowellen oder Mikrowellen. Energieformen wie Mikrowellen, die vor einigen Generationen noch unvorstellbar waren, werden heute selbstverständlich eingesetzt, um Speisen zu erwärmen oder Ihre Stimmschwingungen mit dem Handy durch Häuserwände und kilometerweit in der Luft zu transportieren. Wir erschließen uns immer neue Energieformen und Anwendungen, indem wir uns an das anschließen, was bereits da ist und da war.

Ob wir es begreifen können oder nicht – es tangiert die Lebensenergien in ihrer Existenz und Wirksamkeit nicht. Energie wertet und urteilt auch nicht, es ist ihr egal, wofür sie eingesetzt wird. Es interessiert Energie nicht, ob sie einem Organismus nützt oder ihn schädigt. Energie ist da, sie wirkt und wir sind mittendrin. Unsere Chakras haben unter anderem die Aufgabe, im Bereich der Lebensenergien ein eigenes, stabiles, lebenserhaltendes Energiegleichgewicht von Energiezufluss und Energieabfluss herzustellen. Was die Lebensenergien betrifft, so gibt es abhängig von unserer Umgebung sehr große Unterschiede, und es ist schon bedeutsam für unser Befinden und unsere Gesundheit, in welcher Umgebung wir uns längere Zeit aufhalten. Ein unberührtes Tal in freier Natur, das von einem Bach durchflossen wird, hat eindeutig einen anderen Energiegehalt als die Häuserschlucht einer Großstadt. Der Austausch mit der umgebenden Energie erfolgt über die Chakras. Sie sind dreidimensionale Schwingungsfelder, die aus dem physischen Körper herausragen. Die Chakras nehmen Energien aus der Umgebung auf und transformieren sie in Frequenzen, die von den verschiedenen Bereichen des Körpers benötigt werden. Gleichzeitig geben sie auch Energien an die Umgebung ab. Sie sind Teil unseres feinstofflichen, d. h. des für die meisten Menschen nicht direkt sichtbaren Körpers. Die Chakras sind wichtige Energiezentren unseres Körpers, die Energien transformieren und auch noch andere wesentliche Funktionen für unser Leben erfüllen. So senden und empfangen sie als sensible Antennen zwischenmenschliche Schwingungen. Sie lassen uns z. B. beim Betreten eines Raumes wahrnehmen, ob die Atmosphäre darin freundlich ist oder angespannt. Jeder Moment unseres Lebens ist mit den Chakras innig verwoben. Ohne ihre unermüdliche Energiearbeit wären wir nicht lebensfähig.

Die Energiezentren im Wissen der Kulturen

Bei so zentraler Bedeutung für unser Leben ist es naheliegend, dass die Energiezentren des Menschen immer schon in alten Darstellungen symbolisch ausgedrückt wurden und auch in unserer Umgangssprache eine Entsprechung gefunden haben. In indischen Abbildungen wurden sie als Blüten dargestellt. In christlichen Darstellungen sind es augenscheinlich die Heiligenscheine, die als Lichträder das Kronen-Chakra und seine direkte Verbindung zum Göttlichen symbolisieren. Ein Strahlenglanz soll möglicherweise das äußere Energiefeld des Menschen, seine Aura darstellen. Die Chakras finden sich in den kabbalistischen Traditionen wie im Sufismus. Auch indianische Traditionen Amerikas kannten und kennen die Zusammenhänge der Chakras.[2] In unserem Kulturkreis waren die Chakras den alten Mystikern sehr wohl bekannt. Einen Hinweis finden wir bei dem deutschen Mystiker Johann Georg Gichtel. Er lebte von 1638 bis 1710. Gichtel war es gelungen, durch intensives, religiös motiviertes Meditieren zu tiefen Erleuchtungserlebnissen zu gelangen. Er schreibt, „dass er's viel tiefer in seiner Seelen geschmecket und empfunden habe, als in Büchern ausgedruckt zu finden ist". Bei seiner eigenen Innenschau ist er auf spirituelle Kraftfelder gestoßen und hat in seiner *Theosophia Practica* die Chakras bereits abgebildet, so wie er sie „selbst im göttlichen Schauen in sich gefunden und gegenwärtig in sich empfindet, schmecket und fühlet." Die ganze Bandbreite seiner Entdeckung konnte er vor dem Hintergrund seiner einschränkenden religiösen Moralvorstellungen noch nicht annehmen, denn er schreibt sie dem „ganz gewöhnlichen finsteren Menschen" zu und tabuisiert die unteren Chakras als der „Hölle" zugehörig.[3]

Der faszinierende Brückenschlag zwischen dem System der Chakras und den christlichen Sakramenten gelingt Caroline Myss in ihrem Buch *Mut zur Heilung*. Sie schreibt: „Auf der energetischen Ebene existiert eine überaus reale und machtvolle Verbindung zwischen dem in Indien entwickelten Chakra-System und den sieben Sakramenten im christlichen Glauben. Beide Systeme können uns dabei anleiten, eine innere spirituelle Autorität und ein Bewusstsein von Heilung und göttlicher Macht zu entfalten."[4] Darüber hinaus schafft sie auch die Verbindung zwischen Chakras und dem Lebensbaum aus der kabbalistischen Tradition des Judaismus.[5]

In unserem westlichen Kulturkreis ist unter anderem durch die Kirche in der Vergangenheit das Wissen um die Anbindung des Menschen als ein Teil der göttlichen Schöpfung unterdrückt worden. Dadurch kam es innerhalb des Bewusstseins zu einer Trennung zwischen Mensch und Gott. Indem der Mensch hier war und Gott dort, ging das Bewusstsein der Transzendenz mit dem Göttlichen verloren. Damit verlor der Mensch einen wichtigen, Sinn gebenden Halt in der Welt. Zurzeit gibt es unzählige Bestrebungen und Ansätze, diesen Bruch im Bewusstsein wieder zu heilen. Das Wissen um die Chakras ist eine Chance für uns selbst, die Einbindung in die Schöpfung zu erfahren und tiefen inneren Frieden zu finden. Darüber hinaus kann es eine Brücke sein, um die scheinbaren Gegensätze zwischen Menschen und zwischen Kulturen zu überwinden.

Zwei einfache Experimente

In diesem Buch steht die Wirkung der menschlichen Stimme im Mittelpunkt. Zum Verständnis der schöpferischen Kraft, die unserer Stimme innewohnt, sind einige grundsätzliche Zusammenhänge zu erklären. Anstelle einer theoretischen Einleitung über Klang, Schwingungen, Oktaven und Resonanzen beginnt dieses Kapitel mit der Beschreibung von zwei einfachen Experimenten. Die meisten von Ihnen werden die beiden Experimente sofort durchführen können, denn sie basieren auf Materialien, wie sie in fast jedem Haushalt zu finden sind. Sollten die Materialien nicht verfügbar sein, dann lesen Sie bitte einfach weiter und wiederholen Sie die Experimente später. Allein die Beschreibung der Experimente ist so aufschlussreich, dass Sie daraus Grundlagen gewinnen können, die für das Verständnis des ganzen Buches wichtig sind. Für das erste Experiment benötigen Sie einen großen Suppenteller, einen dünnen Packgummi (ca. 10-12 cm), ein Lineal und, falls vorhanden, eine leere Streichholzschachtel.

Angenommen, Sie nehmen einen großen Suppenteller, am besten aus hellem Porzellan, und spannen genau über die Mitte des Suppentellers den dünnen Gummi. Sie spannen den Gummi so, dass die Gummisaite nicht in sich verdreht ist. Wenn Sie die Gummisaite nun genau in der Mitte anzupfen, entsteht ein leiser Ton, und Sie können ganz deutlich erkennen, wie die Saite hin und her schwingt. Sie können ebenfalls deutlich sehen, dass die Saite in der Mitte am stärksten schwingt. Man nennt dies auch den Schwingungsbauch. Zu den beiden Seitenrändern des Tellers hin können Sie bei wiederholtem Zupfen wahrscheinlich erkennen, dass die Schwingung nicht ganz sauber ist. Die Hauptschwingung der Gummisaite wird durch weitere Schwingungen überlagert. Dieser Effekt ist viel stärker, wenn Sie die Saite nicht genau in der Mitte anzupfen, sondern auf 1/3 oder 1/4. Sie können dann deutlicher erkennen, wie die Saite zu tanzen anfängt und sich zusätzliche Schwingungsbäuche zur Hauptschwingung ergeben.

Ein solch einfaches Saiteninstrument mit einer Saite wird auch Monochord genannt. An ihm hat bereits Pythagoras die Grundlagen unserer Musik und heutigen Tonleitern erkundet.

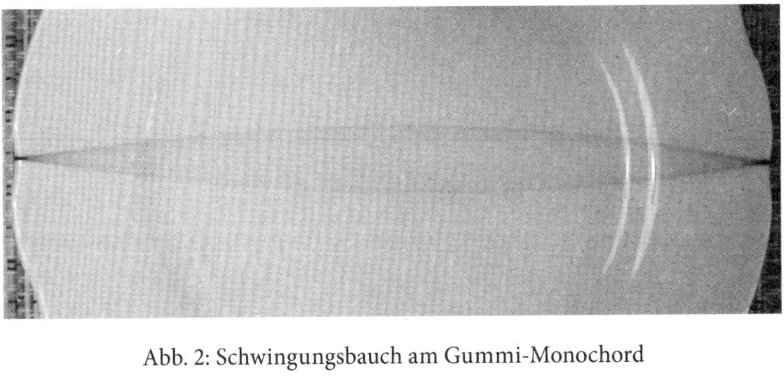

Abb. 2: Schwingungsbauch am Gummi-Monochord

Abb. 3: Schwingungsbauch mit überlagerten Schwingungen, auf etwa ein Drittel angezupft

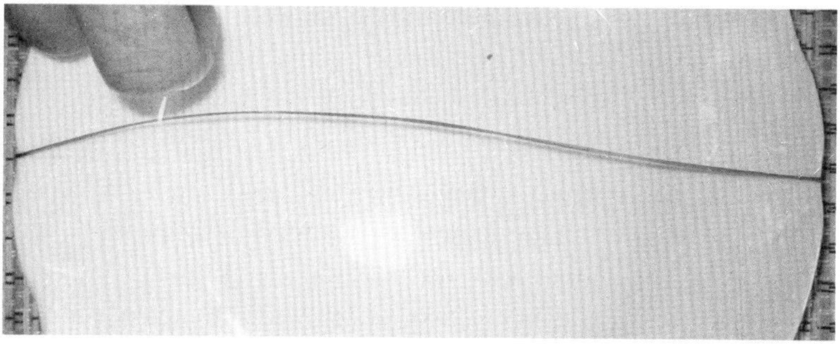

Abb. 4: Momentaufnahme der hin und her schwingenden Gummisaite mit überlagerten Schwingungen

Ein ganz bestimmter hörbarer Ton entsteht, weil die Saite in der sie umgebenden Luft schwingt. Sie können sehen, wie die Saite periodisch hin und her schwingt, und Sie hören den Grundton dieser Saite. Die Schwingung von Materie, in diesem Fall einer Gummisaite, wird als Frequenz bezeichnet. Sie wird gemessen als Schwingungen pro Sekunde. Die Maßeinheit wird nach dem deutschen Physiker Heinrich Hertz bezeichnet, abgekürzt Hz. Der Grundton der Gummisaite wird mit ca. 200 Hz schwingen, also ca. 200-mal pro Sekunde hin und her. Das ist viel zu schnell, um die Schwingungen mitzählen zu können. Die Pioniere der Schwingungsforschung hatten deshalb bis zu 40 m lange Drähte gespannt, um eine Messanordnung mit so tiefen Frequenzen zu haben, dass sie in der Lage waren, die Schwingungen mit bloßem Auge mitzuzählen. Die

Pioniere konnten so nicht nur die Grundschwingungen mitzählen, sondern auch weitere, überlagerte Schwingungen, die gleichzeitig mit der Grundschwingung auftraten. Wir wissen heute, dass so gut wie jeder Schwingungsvorgang neben dem Grundton noch weitere Töne erzeugt, die auf einem Vielfachen der Grundfrequenz schwingen, also genau doppelt so schnell, dreimal so schnell, viermal so schnell usw. Diese Vielfachen nennt man die Obertöne einer Schwingung. An der schwingenden Gummisaite kann man diese Vielfachen oder Obertöne bereits als Überlagerungen mit zusätzlichen Schwingungsbäuchen erkennen. Aufgrund dieser naturgesetzlichen Obertonreihe erschließt sich mit nur einem einzigen Grundton bereits eine unendliche Reihe, ein ganzes Universum von weiteren Tönen. Das bedeutet, dass bereits ein einziger Ton potenziell eine fast unendliche Fülle von Möglichkeiten in sich trägt. Dies gilt selbstverständlich auch für gesungene Töne.

Der erste Oberton der naturgesetzlichen Obertonreihe schwingt genau doppelt so schnell wie der Grundton. Sie können den ersten Oberton bei dem einfachen Tellermonochord wahrscheinlich nicht heraushören. Sie könnten ihn aber hörbar machen, indem Sie die Saite genau in der Mitte teilen. Jedes Teilstück würde dann genau in der doppelten Frequenz schwingen und hätte damit die doppelte Tonhöhe. Wenn Sie ein Tellermonochord aufgebaut haben, ermitteln Sie mit einem Lineal genau die Mitte der Gummisaite. Halten Sie anschließend die Saite mit Daumen und Zeigefinger der linken Hand so fest, dass rechts davon genau eine Hälfte frei bleibt – die Spannung der Saite dabei nicht verändern! Wenn Sie die rechte Hälfte der Saite mit der rechten Hand anzupfen, entsteht wieder ein Ton mit einer sichtbaren Schwingung. Dieser Ton hört sich im Vergleich zum ersten Ton höher an und ist ihm doch sehr ähnlich. Durch die Halbierung der Saite ist wieder der gleiche Ton entstanden, lediglich auf einer höheren Ebene. Die halbierte Saite – und damit ihr Grundton – schwingt genau doppelt so schnell wie die ursprüngliche Saite. Was Sie damit erzeugt haben, ist eine Oktave. Zwei Töne befinden sich im Oktavabstand, wenn die Schwingungsfrequenz des einen Tons genau doppelt so hoch ist wie die des anderen. Diese beiden Töne werden als identisch angesehen. Beiden gibt man in der Musik dieselbe Bezeichnung, lediglich die Ebene ist jeweils eine andere. Die Oktave repräsentiert ein wichtiges Schöpfungsprinzip, auf das wir noch zurückgreifen werden.

Resonanz

Obwohl der Suppenteller aus einem sehr harten und dichten Material gefertigt ist, wird er sich nicht gegen die Schwingung der weichen Gummisaite „wehren“ können. Es kommt zum Mitschwingen. Sie können dies fühlen, wenn Sie den Tellerrand beim Anzupfen mit einer Hand leicht festhalten. Das weiche, mit wenig Kraft gezupfte Gummiband bringt den harten Teller ins Schwingen. Dieses Mitschwingen ist möglich, weil jeder Gegenstand eine eigene Resonanzfrequenz hat. Trifft man mit einer Schwingung genau die Resonanzfrequenz eines Gegenstandes, fängt der Gegenstand an mitzuschwingen.

Dieser Effekt des Mitschwingens kann so heftig sein, dass es zu einer Resonanzkatastrophe kommt. 1940 geriet die Tacoma-Hängebrücke in den USA durch einen stetigen Wind so stark in Schwingung, dass sie einstürzte. Bei einem Konzert der Wiener Sängerknaben lösten sich 1988 in Australien Teile des Deckenputzes und fielen in den Zuschauerraum. Wir erkennen daraus Folgendes: Der Energieeinsatz, der erforderlich ist, um mit Schwingungen etwas zu bewegen, ist sehr gering, wenn man die Resonanzfrequenz trifft. Da aber bereits jeder Ton unserer menschlichen Stimme eine große Anzahl von Obertönen hat, erzeugen wir mit jedem Ton so gut wie immer Resonanz. Das heißt, wir berühren mit unserer Stimme. Wir berühren uns selbst bis in jede einzelne Zelle und wir berühren unsere Mitwelt.

Der Teller schwingt schon deutlich fühlbar mit, aber noch nicht so stark, dass ein kraftvoller Ton entsteht. Dazu brauchen wir einen Resonanzkörper, der besser mitschwingt. Falls Sie eine leere Streichholzschachtel zur Hand haben, probieren Sie bitte Folgendes aus:

Ziehen Sie die innere Lade möglichst weit heraus, sodass sie noch nicht herausfällt, und halten Sie die offene Seite der Schachtel mit der breiten Seite auf die Gummisaite, und zwar einige Millimeter vom Tellerrand entfernt, wo die Saite gerade frei zu schwingen beginnt. Wenn Sie jetzt die Saite anzupfen und ein wenig die Streichholzschachtel justieren, bis Sie die richtige Stelle gefunden haben, wird ein neuer und viel lauterer Ton entstehen. Das Ganze bekommt eine richtige Klangfarbe. Selbst wenn Sie jetzt den Grundton der Gummisaite verstimmen, indem Sie die Saite am linken Ende zwischen Daumen und kleinem Finger festhalten und ihre Spannung verändern, während Sie mit dem Zeigefinger zupfen, bleibt der grundlegende Klang der Streichholzschachtel erhalten. Was Sie da hören, müssen also bereits mehrere Töne gleichzeitig sein, denn Sie haben den Grundton der Saite und den charakteristischen Klang, den die offene Streichholzschachtel bewirkt. Was ist passiert? Die offene Streichholzschachtel ist ein Resonator, der genau auf einer bestimmten Frequenz schwingt. Dieser Resonator sucht sich aus den Schwingungen, die ihm durch den Grundton der Saite zufließen, genau die aus, die er braucht, um in Schwingung zu kommen. Es entsteht eine charakteristische Klangfarbe.

Unsere Stimme und ihre Erzeugung beruhen auf denselben Prinzipien wie das einfache Tellermonochord. Auch wir haben ein schwingendes Medium – unsere Stimmbänder oder genauer Stimmlippen. Die Stimmlippen schwingen und jeder Ton hat zahlreiche Obertöne. Jeder Ton geht mit unserem Körper und unserer Umgebung mehr oder weniger stark in Resonanz. Jeder Teil unseres Körpers sucht sich die Schwingungen aus, die er braucht, um in Schwingung zu kommen. Unser Körper besteht auch aus vielen Resonatoren, die jeweils eine eigene Resonanzfrequenz haben. Unsere Aufgabe ist es, ihm diese Schwingungen zu liefern, und das geht mit Gesang richtig gut.

Wenn Sie den Streichholzschachtelresonator variieren, indem Sie die innere Lade etwas mehr in die Schachtel hineinschieben, verändert sich der Klang des Resonators – er wird höher. Mit etwas Übung ist es möglich, gleichzeitig die Streichholzschachtel an der schwingenden Saite zu halten und mit dem kleinen Finger die Schachtel kontinuierlich zu schließen. Sie können dann eine kontinuierliche Resonanzvariation hören. In unserer Stimme sind es die Vokale oder Selbstlaute, die durch Resonanzvariation ganz charakteristische Resonanzräume eröffnen. Versuchen Sie einmal wie eine Katze zu miauen: *MIIAAUU*. Gehen Sie dazu vor einen Spiegel und schauen Sie sich die Veränderung der Mundöffnung an. Sie können sehen, wie sich die Mundöffnung zum *A* hin öffnet und zum *U* hin wieder kleiner wird. Sie können gleichzeitig deutlich hören, dass sich der Klang grundlegend verändert, auch wenn der gesungene Grundton auf derselben Tonhöhe bleibt. Über die Selbstlaute bzw. Vokale, in diesem Fall M-I-A-O-U, können Sie also verschiedene Resonanzräume in Ihrem Körper eröffnen und damit auch völlig verschiedene Wirkungen in Ihrem Körper und darüber hinaus bewirken. Harmonik- oder Obertongesang basiert übrigens genau auf diesem Prinzip: Sie erzeugen einen Grundton und variieren dann durch sehr kleine Vokalvariationen Ihren Resonanzraum genau auf die Frequenzen, in denen die Obertöne Ihres Grundtons schwingen. Wenn Sie durch die Vokalvariation die Resonanzstelle der Obertöne treffen, ist das wie ein Einrasten auf die Resonanzfrequenz.

Es gibt zwei Möglichkeiten, die Schwingung der Gummisaite zu verändern: durch Teilung in verschieden lange Abschnitte und durch Veränderung der Spannung. Wenn Sie die Spannung der Gummisaite erhöhen, erhöht sich auch die Schwingung der Gummisaite, der Ton wird höher. Umgekehrt wird der Ton tiefer, wenn Sie die Spannung der Saite verringern. Dasselbe Prinzip wirkt auch auf unsere Stimmlippen. Wenn Sie einen höheren Ton singen möchten, können Sie dies erreichen, indem Sie die Spannung der Muskeln erhöhen, die Ihre Stimmlippen halten – dies geschieht in der Regel unbewusst. Durch Spannungsveränderung und damit Tonhöhenveränderung haben Sie ein weiteres Gestaltungsmittel, um Ihre Stimme und damit die gesamte Wirkung der Töne zu variieren. Jeder veränderte Spannungszustand ist eine neue Tonhöhe und damit wieder Ausgangspunkt einer neuen Obertonreihe. Jede neue Tonhöhe erschließt wieder zusätzliche Resonanzräume in Ihrem Körper und darüber hinaus. Spannung ist die Form, die der Ton braucht, um zu entstehen. Für *Spannung* wird auch der Begriff *Tonus* verwendet.

Tanzendes Paniermehl

Ich darf Sie jetzt zu einem zweiten Experiment einladen. Dieses Experiment ist geeignet, weitere Dimensionen von Klang, Gesang und Schöpfung zu ergründen.

Sie benötigen dazu: Frischhaltefolie, eine Schüssel oder einen Topf mit glattem, gleichmäßigem Rand, im Durchmesser etwas kleiner als die Breite der Frischhaltefolie, sowie etwas Paniermehl und eine Schutzbrille.

Spannen Sie zur Durchführung des Experiments die Frischhaltefolie über die Schüssel oder den Topf, sodass sie richtig stramm sitzt und beim leichten Anklopfen wie eine tiefe Pauke klingt. Stellen Sie die Schüssel so vor sich auf den Tisch und eine Tischdecke, dass Sie die herumfliegenden Krümel gut auffangen und später ausschütteln können. Benutzen Sie dabei eine Schutzbrille, denn die Krümel fliegen bei manchen Tönen erstaunlich weit und hoch.

Angenommen, Sie streuen einen halben Teelöffel Paniermehl in die Mitte der Membrane aus Frischhaltefolie. Wenn Sie jetzt die Unterlippe gegen die Schüssel halten und die Oberlippe über der Membrane ist, können Sie die Membrane von der Seite her ansingen. Die Oberlippe sollte die Membrane dabei nicht berühren. Wenn Sie dabei verschiedene Vokal-Tonhöhen-Variationen durchsingen, z. B. *HUUUIIII* wie der heulende Wind oder ein laut staunendes *AAAH* oder *OOOHH*, dann fängt das Paniermehl auf der Membrane an zu tanzen. Es tanzt aber nicht völlig gleichmäßig oder chaotisch, sondern in bestimmten Mustern. Abhängig von Tonhöhe und Vokal entstehen ganz eigene Muster, manche erinnern an einen Seestern, andere an ein Schachbrett. Diese Muster nennt man chladnische Figuren nach dem deutschen Physiker Ernst Friedrich Chladni (1756–1827), der so den Zusammenhang zwischen Schwingungen und Form nachwies.

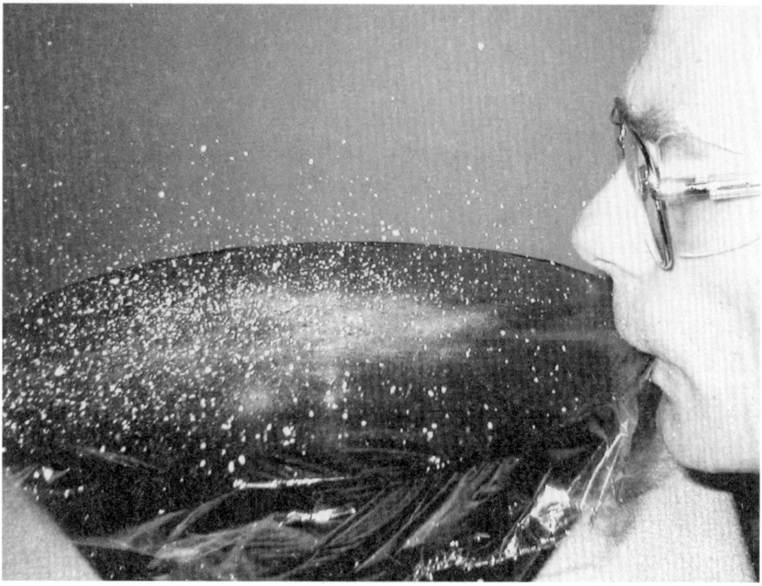

Abb. 5: Folienresonator mit Paniermehl während des Ansingens

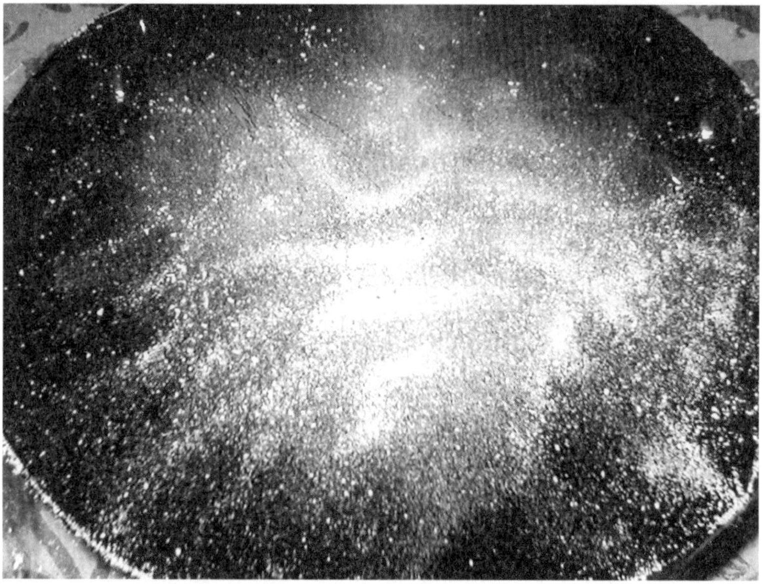

Abb. 6: Chladnische Figur auf der Folie nach dem Ansingen

Wichtig ist: Die Figuren sind wiederholbar, wenn es gelingt, eine bestimmte Tonhöhen-Vokal-Variation zu reproduzieren. Sie erkennen bei diesem Experiment, dass verschiedene Vokale und verschiedene Tonhöhen jeweils andere Bereiche auf der Membrane ansprechen.

Das bedeutet: Wir können mithilfe unserer Stimme gezielt jeweils völlig verschiedene Bereiche in uns und auch in anderen in Schwingung bringen. Eine Ton-Vokal-Variation mit *ü* erzeugte bei meinem Experiment so starke Resonanzen, dass das Paniermehl bis zu 5 cm hoch sprang. Wenn die Resonanzfrequenz richtig getroffen wird, gibt es buchstäblich kein Halten mehr.

Was erkennen wir daran? Durch Variation von Tonhöhe und Resonanzräumen mit den Vokalen bzw. Selbstlauten entstehen unterschiedliche Wirkungen im Raum. Der Ton kann bewusst gesteuert werden, um eine beabsichtigte Wirkung zu erzielen. Wir können also neben der Tonhöhe und der Resonanzvariation eine dritte Steuerungsgröße einführen: die Absicht oder den Willen.

Es könnte Ihre Absicht sein, in einem bestimmten Bereich des Resonanzfells eine Bewegung des Paniermehls zu bewirken. Sie würden wahrscheinlich zuerst mit verschiedenen Tonhöhen und Vokalvariationen experimentieren, quasi das gesamte Spektrum Ihrer Klangerzeugung auf- und abscannen, bis Sie die gewünschte Wirkung erreicht hätten. Mit der Zeit würde dieses Abscannen immer schneller funktionieren, bis Sie so viel Übung hätten, dass Sie sofort die richtige Ton-Vokal-Variation anstimmen könnten. Sie können also dem Ton eine Absicht aufmodulieren. Ihre Absicht wäre, das Paniermehl in einem bestimmten Bereich der Membrane zu bewegen. Genauso könnte es aber auch Ihre Absicht sein, einen ganz bestimmten Bereich Ihres Körper oder Ihres Energiefeldes zu stimulieren, zu bewegen, zu heilen oder was auch immer. Dasselbe Prinzip können Sie entsprechend auf alle Bereiche Ihres Lebens anwenden. Für die weitere Arbeit mit Stimme und Gesang können wir aus diesem Experiment eine Formel ableiten. Sie lautet: *Absicht und Ton = Realisation.* Wir werden diese Formel noch häufiger anwenden. Schauen wir uns jetzt erst einmal an, was die alten Weisen und Mystiker zu unserem Thema bereits herausgefunden haben.

„Am Anfang war das Wort"

Schwingung wird als die erste Ursache des uns bekannten Universums angesehen. „Am Anfang war das Wort" – dieser Satz aus dem Johannesevangelium führt uns direkt zum „Urstoff" der Schöpfung, dem Klang oder Nada Brahman. Wenn der Klang Grundbaustein der Schöpfung ist, dann bedeutet dies, dass alles permanent rhythmischen Bewegungen unterliegt und damit auch ein ständiger Austausch stattfindet. Wir befinden uns mitten im Fluss des Lebens. Hermes Trismegistos, Priester und Eingeweihter in Ägypten, hat in seinen sieben Prinzipien der Wahrheit drei Prinzipien genannt, die direkt einen Zusammenhang mit Stimme und Klang aufzeigen.

- Prinzip der Entsprechung: „Wie oben, so unten, wie unten, so oben."
- Prinzip der Schwingung: „Nichts ist in Ruhe, alles bewegt sich, alles ist Schwingung."
- Prinzip des Rhythmus: „Alles fließt aus und ein, alles hat seine Gezeiten."

Wo Klang ist, gibt es gleichzeitig auch Energie und Bewegung. Im gesamten Universum ist alles permanent in Bewegung und unterliegt dabei rhythmischen Gesetzen. Planeten drehen sich, Moleküle bewegen sich. Im Inneren von Atomen rasen Kernteilchen und Elektronen auf ihren Bahnen hin und her. Auch die moderne Quantenphysik nähert sich langsam, aber sicher auf ihrer Ebene dem Wissen der Alten an. Die Physikerin und Heilerin Barbara Ann Brennan schreibt: „Unser altes Weltbild fester Gegenstände und deterministischer Naturgesetze hat sich in einer Welt wellenförmiger Muster von Zusammenhängen aufgelöst. […] Das ganze Universum erscheint als ein dynamisches Gewebe von Energiemustern, als eine bruchlose Einheit, in die der Beobachter ständig einbezogen ist."[6]

Damit Klang entstehen kann, ist Spannung erforderlich. Die grundlegende Spannung, die den Schöpfungsklang hervorbringt, ist die Spannung zwischen Geist und Materie. Dane Rudhyar nennt sie auch die Spannung zwischen dem „Prinzip der Einheit“ und dem „Prinzip der Vielfalt“.[7] Der Geist selbst geht letztlich aus der Urquelle hervor, dem unfassbaren und unbeschreibbaren Göttlichen. Der Schöpfungsklang ist dann zu verstehen als eine Trägerwelle, die den göttlichen Willen manifestiert.[8] Die Möglichkeit, über den Klang der Stimme eine Absicht oder einen Willen zu transportieren, haben wir bereits am Experiment des tanzenden Paniermehls kennengelernt. So ist auch für Jonathan Goldman die menschliche Stimme der wirksamste Erzeuger von Tonfrequenzen, der mit einer Absicht verbunden werden kann.[9] Ein Ton mit einer bestimmten Absicht ist mehr als nur Schwingung und Energie. Eine Absicht enthält eine Information. Der Ton wird zum Träger von Information und damit zum Klang. Absicht und Ton ergeben also schöpferisch wirksamen Klang.

Der schöpferische Klang wird in der alchemistischen Elementenlehre auch Äther genannt, aus ihm werden alle anderen Elemente in immer stärkerer Verdichtung gebildet. Die alchemistischen Elemente stellen Prinzipien oder Grundkräfte dar, die die ganze Schöpfung durchdringen. Das heißt, neben dem materiellen Bereich bestimmen sie auch den psychischen, seelischen und geistigen Bereich. Diese Grundelemente Erde, Wasser, Feuer, Luft werden nicht nur im Christentum, sondern in vielen Religionen als die Urelemente der Schöpfung angesehen.[10] Die Schöpfung selbst ist vorstellbar als eine Verdichtung von Geist in Materie über mehrere Stufen. Das alles verbindende Prinzip über alle Stufen hinweg ist der Klang. Auch der Mensch als Teil der Schöpfung schwingt und klingt mit. Bei der Einbindung in dieses große Orchester, in die „Harmonie der Sphären“, haben unsere Chakras offenbar eine zentrale Aufgabe.

Die Oktave als universelles Prinzip

Die Schwingungsfrequenzen im Kosmos scheinen ein Kontinuum zu sein, vom tiefsten Infraschallbereich bis hin zu den höchsten Schwingungen von Atomteilchen gelten offenbar dieselben Gesetze. Auch wenn wir nur einen kleinen Bereich aus diesem Kontinuum mit unseren Sinnen wahrnehmen und einen noch kleineren Bereich – etwa vier Oktaven – mit unserer Stimme produzieren können, so reicht doch im Prinzip der Stimmumfang einer einzigen Oktave, denn in einer Oktave ist bereits alles enthalten. Wenn wir eine unserer Tonleitern singen, dann wiederholt sich nach sieben Tönen einer Tonleiter wieder der Grundton. Der erste und der achte Ton stehen im Oktavabstand zueinander. Wir haben den gleichen Ton, das gleiche Schwingungsprinzip, nur auf einer anderen Ebene. Den Stimmumfang einer Oktave setzen Sie z. B. ein, wenn Sie das Lied von Mozart singen: „Komm, lieber Mai, und mache die Bäume wieder grün."

Schwingungen im Oktavabstand sind „verwandt", sowohl nach oben hin zu höheren Frequenzen als auch nach unten hin zu tieferen Frequenzen. Das heißt, sie stehen miteinander direkt in Resonanz. Wenn Sie einen Ton anstimmen, dann bewirkt das folglich eine Resonanz auf allen Ebenen der Schöpfung, die mit diesem Ton „verwandt" sind. Möglicherweise ist im Prinzip der Oktave das enthalten, was die Mystiker die Spirale des Lebens nennen. Alles ist schon da, es gibt nichts grundsätzlich Neues, nur unser Bewusstsein verändert sich durch Lernschritte und wir erreichen nach einer kompletten Umdrehung auf der Spirale wieder den gleichen Punkt, lediglich die Ebene ist eine neue. In unserer Musik haben wir, auf einer ganzen Drehung der Spirale versetzt, jeweils sieben Töne. Der achte Ton ist wieder der gleiche Ton und damit bereits der Beginn eines neuen Zyklus. Der Begriff „Tonleiter" passt sehr schön, man kann sich bildlich vorstellen, wie die Tonleitern mit ihren Tönen von Ebene zu Ebene herauf- und heruntersteigen. Es soll sogar eine harmonikale Verbindung zur spiralförmigen Doppelhelix der genetischen Erbsubstanz geben. Aus Zufall habe ich bei Aufnahmeexperimenten mit einem silbernen Mikrofon am Frischhaltefolienresonator entdeckt, dass solche Doppelhelixbilder entstehen, wenn Sie beim Singen (ohne Paniermehl) einen länglichen, silbernen Gegenstand so halten, dass er sich als dünner Strich von außen nach innen auf der Frischhaltefolie spiegelt. Interessante Figuren und Kreise entstehen darüber hinaus, wenn sich beim Betönen der Frischhaltefolie darauf eine Schreibtischlampe oder Taschenlampe mit kleiner, punktförmiger Lichtquelle spiegelt.

Die sieben Töne unserer Tonleitern sind nicht willkürlich oder zufällig entstanden, sondern als Abbild von Gesetzmäßigkeiten, die Pythagoras und andere wahrscheinlich aus der naturgesetzlichen Obertonreihe ermittelt haben. Die Zahl 7 erscheint in vielen Zusammenhängen immer wieder als magische Zahl. Es gibt die sieben fundamentalen Töne. Sie repräsentieren die sieben Strahlen, die vom schöpferischen Ursprung als Klangströme ausgehen. Aus ihnen sind im Laufe der Zeit die Vokale der menschlichen Sprache hervorgegangen. Der kosmische Klang „Nada" wird im Menschen zu den Nadis, die sich in sieben Chakras im Körper verdichten. Sie repräsentieren die sieben Aspekte der Lebenskraft in der Manifestation des Menschen.[11] Es gibt die sieben heiligen Planeten, die sieben Sakramente der christlichen Kirche und viele weitere Analogien.

„Wie oben, so unten"

Am Prinzip der Oktave ist das Analogieprinzip oder Analogiegesetz des Hermes Trismegistos deutlich erkennbar. Es besagt, dass überall und auf allen Ebenen in diesem Universum dieselben Gesetze herrschen. Das Analogiegesetz ist sehr hilfreich, denn es ermöglicht uns, unsere Betrachtungen und Erforschungen der Gesetze auf den uns zugänglichen Bereich zu beschränken, um dann die gemachten Erfahrungen auf die anderen, uns unzugänglichen Ebenen analog zu übertragen. „Dieses Analogiedenken erlaubt es dem Menschen, das gesamte Universum ohne Grenzen begreifen zu lernen".[12] Wenn wir eine Ebene wirklich tief durchdrungen und erfahren haben, dann haben wir damit einen Schlüssel gefunden, um alle anderen Ebenen des Universums zu verstehen und zu erfassen. Das tiefere Verständnis der Chakras und ihrer Energien mithilfe der Stimme kann solch eine Möglichkeit sein, einen Schlüssel für das Verständnis des Lebens zu finden. Viele Übungen in diesem Buch beruhen auf der Anwendung genau dieses Analogiegesetzes. Es ist die Grundlage dafür, dass wir uns mit den Schwingungen unserer Stimme auf die verschiedenen Ebenen unseres eigenen Seins wie auch der Schöpfung einschwingen können.

2.
Gesang und Chakras

Die einfachste Form des Singens ist das Tönen eines Selbstlautes über einen Zeitraum von mehreren Sekunden. Damit entsteht Gesang. Das einfache Tönen von Selbstlauten oder Vokalen wie *u*, *o*, *a*, *e*, *i* über einen längeren Zeitraum ist enorm wohltuend. Probieren Sie es aus: Lassen Sie dazu den Unterkiefer locker und öffnen Sie die Lippen einen Spalt weit. Wenn Sie jetzt über den Mund ausatmen, dann können Sie dem Atemstrom einen Ton mitgeben. Nehmen Sie einfach den erstbesten Selbstlaut, der aus Ihnen herausklingen möchte. Tönen Sie zuerst ganz sanft und versuchen Sie die Tonhöhe zu halten, die Sie als erste angestimmt haben. Nach einer Weile singen Sie auf die gleiche Weise einen anderen Selbstlaut, vielleicht auf einer anderen Tonhöhe. Bemerken Sie, dass Sie durch das Singen etwas ruhiger und entspannter werden? Spüren Sie die körperlichen Schwingungen, die der Gesang in Ihrem Brustkorb und anderen Bereichen Ihres Körpers auslöst? Tasten Sie doch einmal, während Sie weiter Selbstlaute singen, Ihren Körper mit den Händen ab. Massieren Sie dabei auch liebevoll Ihr Gesicht mit beiden Händen. Das langgezogene Tönen von Selbstlauten wird auch „Intonieren“ genannt. Das lang andauernde Summen oder Tönen der Selbstlaute hat den Vorteil, dass die Laute wirklich ihre Wirkung entfalten können. Beim normalen Singen oder Sprechen verlagert sich die Vibrationswirkung ständig in wechselnde Bereiche. Erst wenn Sie einen Selbstlaut 30 Sekunden und länger auf derselben Tonhöhe summen oder tönen, fängt er an, eine spürbare und erlebbare Wirkung zu entfalten. Wenn Sie einen Frischhaltefolienresonator mit dem Text eines normalen Liedes besingen, wird es Ihnen nicht gelingen, für längere Zeit eine ganz bestimmte chladnische Figur zu erzeugen, weil durch den Wechsel der Worte ständig neue Resonanzen auftreten werden. Erst durch das langgezogene Intonieren eines bestimmten Vokals erzeugen Sie eine erkennbare und dauerhafte Figur. Es gibt bei dem langgezogenen Intonieren von Selbstlauten noch einen besonderen Effekt. Wenn Sie einmal angefangen haben, z. B. ein *A* länger als 30 Sekunden zu singen, dann entsteht eine innere Eigendynamik, die bewirkt, dass Sie den Ton so lange singen möchten, bis eine spürbare Öffnung und Weitung eingetreten ist. Dieser Effekt hat den Vorteil, dass Sie sich keine Gedanken über die richtige Dauer des Intonierens machen müssen. Sie können darauf vertrauen, dass Ihr Körper das richtige Timing selbst bestimmt. Ich habe diesen Effekt bisher ohne Ausnahme erlebt und gerade im Kreis mit mehreren Sängern ist es immer wieder erstaunlich, wie der gemeinsame Schlusspunkt durch das Vertrauen auf die Körperweisheit gefunden wird.

Während Sie so Selbstlaute singen, gehen Sie bereits in Resonanz mit Ihren Chakras. Wie Sie später noch sehen werden, kann jedem der sieben Haupt-Chakras ein Selbstlaut zugeordnet werden. Über das Singen stehen Sie in einem wechselseitigen Rückkopplungsverhältnis mit Ihren Chakras auf einer hör- und fühlbaren Schwingungsebene. Singen wirkt sofort harmonisierend und erweiternd, was Sie bei sich selbst hören und auch spüren können. Singen bewirkt einen sich verstärkenden positiven Kreislauf von Harmonisierung in unserem Energiesystem. Das Singen hat zudem den enormen Vorteil, dass es uns ziemlich schnell aus der Gedankenmühle des Kopfes herausholt und nach innen zentriert. Wir hören die Klangfarben der Töne, spüren die Schwingungen im Körper und fangen unbewusst an, tiefer und im selben Rhythmus zu atmen. Singen führt sofort zu einer Harmonisierung und Gleichschaltung beider Gehirnhälften, was kreative und meditative Prozesse enorm unterstützt. Diese Harmonisierung der Gehirnhälften durch das

Singen bewirkt z. B. auch, dass Stottern aufhört. Eine Seminarteilnehmerin erzählte von einer Auszubildenden, die stark stotterte. Nachdem sie herausgefunden hatte, dass das Stottern beim Singen nicht auftrat, kommunizierten beide einfach per Gesang und hatten außerdem noch Spaß dabei. Sie berichtete weiter, dass der Arbeitstag damit immer schon gut anfing, weil er mit fröhlichem Gesang eingeleitet wurde.

Das meditative und harmonisierende Singen aus den Chakras heraus ist äußerst einfach zu praktizieren und führt erfahrungsgemäß schon beim ersten Probieren zu Erfolgserlebnissen. Sie merken, wie sich die gesamte innere Stimmung harmonisiert, und bekommen direkte Erkenntnisse über das eigene Sein und dessen verschiedene Ebenen. Viele Menschen haben die Einstellung, dass sie nicht singen können. Das ist meist eine Überzeugung, die aus negativen Bemerkungen in der Kindheit herrührt. Wer sprechen kann, kann auch singen. Singen braucht keine Technik. Singen braucht keine spezielle Ausbildung. Singen ist ein Teil unserer menschlichen Grundausstattung. Meist geht es eher darum, etwas wegzulassen, nämlich den Teil von uns, der unseren Selbstausdruck blockiert.

Singen und Tönen mit der eigenen Stimme baut einen positiven Kreislauf auf

↓

Verbesserung der Zusammenarbeit von rechter und linker Gehirnhälfte, von Intuition und Intellekt

↓

Förderung des Hörsinns

↓

Vertiefung der Atmung

↓

erzeugt im Körper Schwingungen

↓

Schwingungen verbessern die Durchblutung

↓

die Zellen werden angeregt

↓

emotionale Stauungen lösen sich auf

↓

Muskeln entspannen sich

↓

die Chakras werden aktiviert

↓

der Stimmklang wird harmonischer und voller

↓

die Schwingungen breiten sich in immer weitere und tiefere Bereiche des Körpers aus

↓

alle positiven Effekte verstärken sich gegenseitig

Verschiedene Arten von Chakra-Gesängen

Im Laufe der Zeit hat es sich für mich herausgestellt, dass es für die Arbeit mit den Chakras einfacher ist, wenn weder Texte noch vorgegebene Noten zu beachten sind. Sprache ist ebenso wie die Notenschrift ein unvollkommenes Instrument zum Erfassen einer ganzheitlichen Wirklichkeit. Der ganzheitlichen Seinserfahrung möchten wir uns aber gerade durch die bewusste Beschäftigung mit unseren Chakras nähern. Für das Singen mit den Chakras werden Sie deshalb weder Noten noch Liedtexte benötigen.

Auf der spannenden Entdeckungsreise zu den Wundern und Erscheinungen, die in unserer Stimme in Verbindung mit den Chakras zu finden sind, werden Sie entdecken, dass sich zu bestimmten Themen immer wieder die gleichen Gesänge einstellen. Ich habe dies bei der Ensemblearbeit und in Seminaren festgestellt und die dabei entstandenen Gesänge „Lieder der Chakras" genannt. Offenbar gibt es so etwas wie eine kollektive Übereinstimmung darüber, wie beispielsweise der Ton für „Klarheit" oder „Mein Herz weitet sich ins Unendliche" klingt.

Die Grundform des Gesangs in Verbindung mit den Chakras ist das Singen von Vokalen bzw. Selbstlauten aus den Chakras heraus (*U, o, O, A, E, I* und *M*). Das *kleine o* ist ein geschlossenes *o* wie in Mond. Das *große O* ist ein offenes *O* wie in Sonne. Das *M* gilt bei uns nicht als Selbstlaut, wohl aber in Indien. Das Singen aus den Chakras heraus ist möglich, indem Sie mit Ihrem Bewusstsein in die dem Chakra entsprechende Körperregion gehen und von dort den zugeordneten Selbstlaut ertönen lassen. Durch die Wirkung der Selbstlaute im Zusammenhang mit den Chakras lassen die Selbstlaute tatsächlich unser inneres Selbst durchklingen. Das Wort *Person* hängt übrigens mit *personare* zusammen und bedeutet so viel wie *das, was durchklingt.* Später, mit etwas Übung, sind Sie dann in der Lage, Ihr eigenes Befinden am Klang der Selbstlaute besser einzuordnen. Mit etwas Übung können Sie am Klang der Stimme den

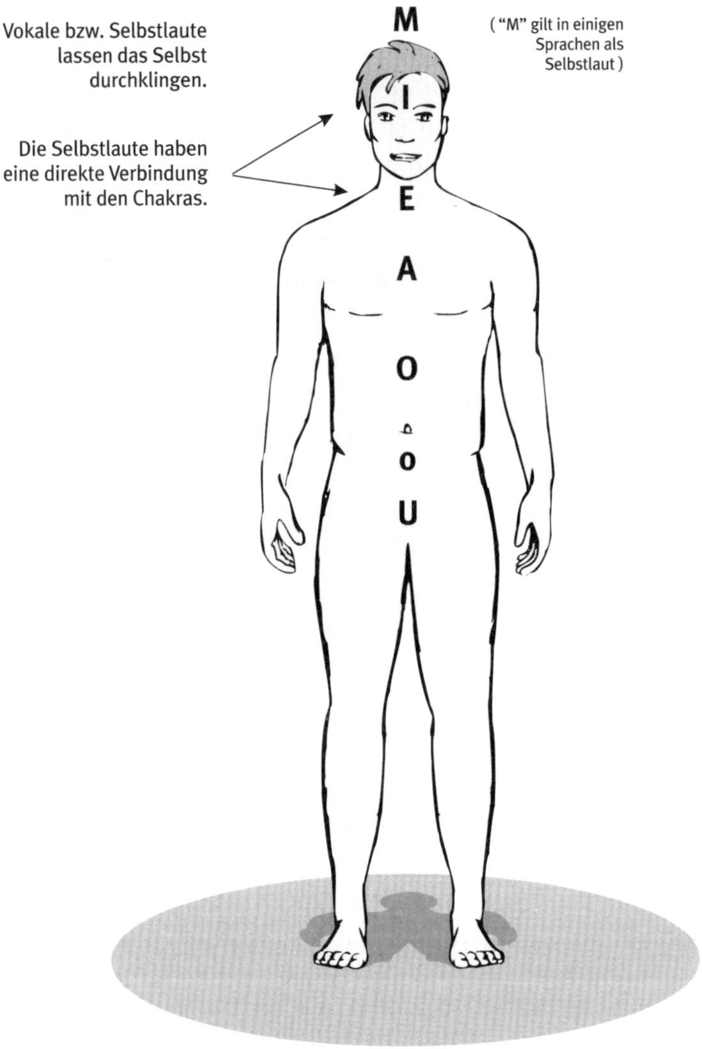

Abb. 7: Selbstlaute in der Zuordnung zu den Chakras

energetischen Zustand der Chakras sehr genau hören. Das heißt, Sie können bei sich und anderen hören, ob ein Chakra im Moment des Tönens eher offen und ausbalanciert oder eher beengt und blockiert ist. Der Unterschied zwischen ausbalanciert und beengt ist nicht einfach zu beschreiben. Wenn Sie darauf achten, werden Sie es ganz einfach hören können. Meist bewirkt eine Blockade dünne, manchmal kratzige Töne, während ausbalancierte Chakras eher einen vollen, runden Klang produzieren. Das Singen der Selbstlaute aus den Chakras heraus ist sozusagen die Basisübung. Im Kapitel über die *Chakraflöte* wird sie noch ausführlich beschrieben.

In der oben aufgelisteten Reihe der Selbstlaute – die Reihenfolge entspricht der Zuordnung vom ersten bis zum siebten Chakra – ist eine interessante Gesetzmäßigkeit zu entdecken. Ausgehend vom *A* in der Mitte der Reihe wird die Mundöffnung immer kleiner. Singen Sie *A-O-U* auf einem Ton und anschließend *A-E-I-M*. Beim *U* ist es nur noch eine sehr kleine Mundöffnung, beim *M* ist der Mund ganz verschlossen. Es gibt in der Literatur viele verschiedene Zuordnungen von Vokalen zu Chakras. Der symmetrische Verlauf der Mundöffnung bei den Selbstlauten zur Mitte hin, zum *A* des Herz-Chakras, ist ein Hinweis darauf, dass die oben aufgeführte und in diesem Buch verwendete Zuordnung stimmig ist. Auch in der sprechkünstlerischen Ausbildung werden die Vokale in dieser Reihenfolge zugeordnet. Man unterscheidet zwischen den im Bauch und Unterleib schwingenden dunklen Vokalen *U* und *O*, den hellen Vokalen *E* und *I* mit ihrer Kopfresonanz und dem zwischen beiden Gruppen liegenden Vokal *A* mit seiner Brustresonanz.[13]

Die zweite Form des Singens in Verbindung mit den Chakras ist der Zusammenschluss verschiedener Selbstlaute mit Konsonanten und Umlauten. Die Konsonanten bzw. Mitlaute klingen mit – das, was mitklingt. Die Mitlaute wie z. B. *K*, *P*, *S*, *R* geben der Stimme einen Ansatz und Halt, an den sich die eigentlich klingenden Selbstlaute anlehnen können. Vergleichen Sie singend *A* mit *Ka* oder *I* mit *Ti* oder *O* mit *SO*. Die Konsonanten sind wie ein Gefäß, sie geben den eher fließenden Selbstlauten eine Form vor.

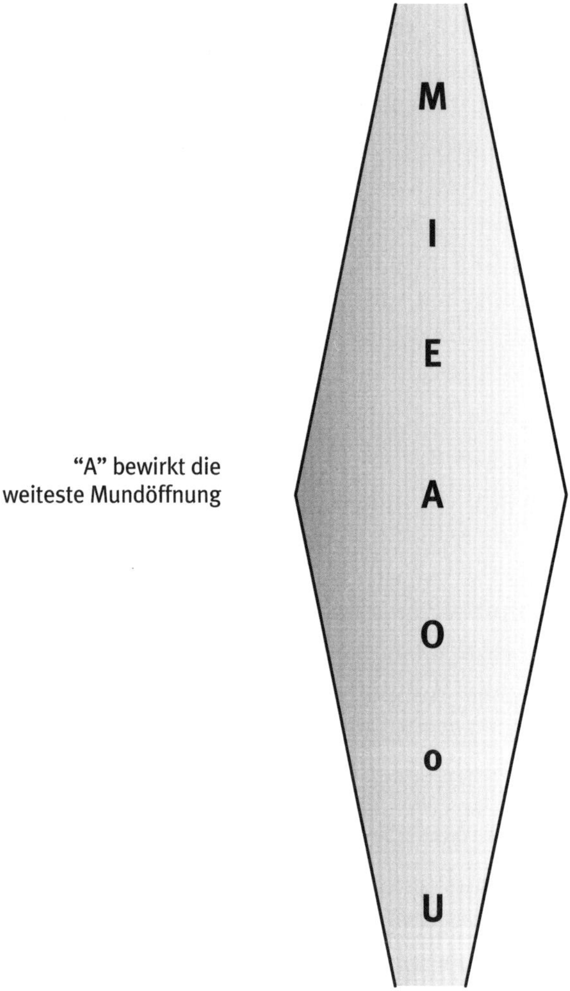

Abb. 8: Veränderung der Mundöffnung beim Tönen der Selbstlaute

Die Umlaute (*Ö*, *Ä*, *Ü*) eröffnen tatsächlich Räume um uns herum. Das *Ü* im Bereich des Kopfes, das *Ä* im Bereich von Brust und Hals, das *Ö* im Bereich des unteren Bauches.

Durch diese Erweiterungen der reinen Selbstlaute mit Konsonanten, weiteren Selbstlauten und Umlauten entstehen energetische Verbindungen und Pfade im Energiefeld des Singenden. Kombinationen, bei denen eine ganz spezielle Wirkung im Laufe der Zeit ermittelt wurde, sind Mantras. Im Abschnitt *Mantras* in Kapitel 4 werden dazu einige Beispiele aufgeführt. Zunächst aber sollten Sie Ihrer Kreativität und Spontaneität freien Lauf lassen. Lassen Sie dazu den Unterkiefer locker, öffnen Sie die Lippen einen Spalt weit und probieren Sie einfach einmal aus, was jetzt spontan aus Ihnen herauskommen möchte. Fangen Sie gegebenenfalls einfach an, sinnlos zu brabbeln. Machen Sie das so lange und so oft, wie es Ihnen guttut. Nehmen Sie bei dieser Tätigkeit die Position eines Beobachters ein. Beobachten Sie die Vorgänge und Vibrationen in Ihrem Körper ebenso wie Ihre Gedanken.

Die dritte Form des Singens in Verbindung mit den Chakras sind freie, spontane Gesänge mit Elementen der ersten beiden Formen, wobei eine innere Absicht dem Gesang vorausgeht. Das Experiment mit tanzendem Paniermehl hat bereits gezeigt, dass dem Gesang eine Absicht aufmoduliert werden kann, um bestimmte Effekte zu bewirken. Im Abschnitt *Schöpferischer Gesang* in Kapitel 4 wird diese Form der Verbindung von Absicht und Ton genauer beschrieben.

Es hat sich als praktikabel und sinnvoll erwiesen, das Üben in der beschriebenen Reihenfolge zu praktizieren, das heißt zuerst bei den einzelnen Selbstlauten zu beginnen, sich sozusagen mit der Basisübung einzustimmen und dann erst die anderen Formen hinzuzunehmen. Auf den folgenden Seiten werden zunächst die sieben Haupt-Chakras und ihre Selbstlaute ausführlich beschrieben und daran anschließend die einzelnen Formen des Chakra-Gesangs.

3.
Die sieben Haupt-Chakras

Die sieben Haupt-Chakras sind in einer Reihe entlang der Körpermitte angeordnet. Das Wurzel-Chakra am Damm und das Kronen-Chakra am Scheitel sind die nach unten und nach oben geöffneten Enden des vertikalen Hauptenergiestroms, der die Wirbelsäule hinauf- und hinunterläuft. Jedes Haupt-Chakra auf der Vorderseite hat ein Gegenstück auf der Rückseite des Körpers.[14] Innerhalb des Körpers sind die Chakras über die Wirbelsäule verbunden. Von der Wirbelsäule aus ragen sie wie aufgehende Blüten in das Feld um unseren Körper hinein, die sogenannte Aura.

Das Wurzel-Chakra hat seinen Sitz am Damm zwischen After und Genitalien. Mit seiner Öffnung nach unten zur Erde hin ist es unsere Verbindung zur Erde und zur Materie. Es ist zuständig für unsere existenzielle Basis auf der Erde, für Nahrung, Kleidung und Fortpflanzung. Etwa 3-4 Finger unterhalb des Bauchnabels befindet sich das Harazentrum, das Chakra der tiefen Emotionen und vertrauensvollen Hingabe an den Fluss des Lebens. Im Solarplexus-Chakra unterhalb des Brustbeins, etwa 2-3 Finger oberhalb des Bauchnabels, entfachen wir unser inneres Feuer mit Willen und Begeisterung. In der Mitte der Brust, auf Höhe des Herzens, verbindet uns das Herz-Chakra mit der allumfassenden Kraft der Liebe und lässt uns mitfühlend sein. Vorne unten am Hals befindet sich das Kehlkopf-Chakra, unser kommunikatives Zentrum für Sprache, Gesang und kreativen Ausdruck. In der Mitte der Stirn befindet

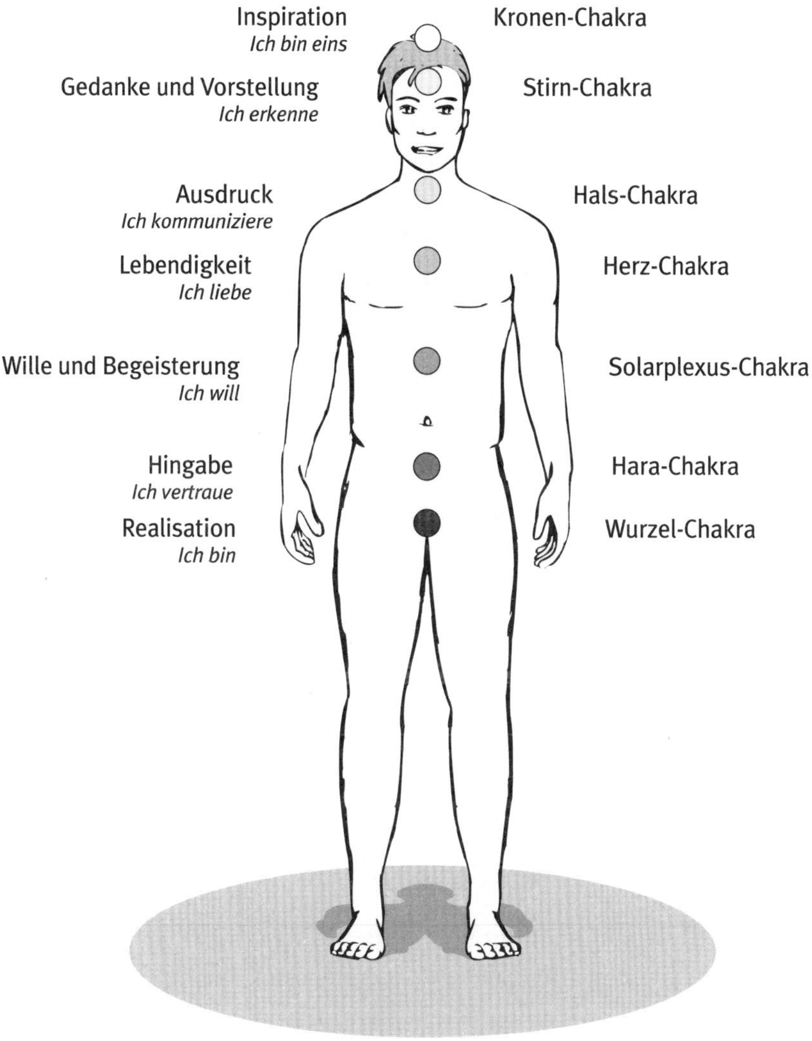

Abb. 9: Die Lage der Chakras in der Körpermitte und ihre Inhalte

sich das Stirn-Chakra: Hier sind Intellekt und Intuition beheimatet mit Gedanken, Eingebungen und inneren Bildern. Ganz oben am Scheitel hat das Kronen-Chakra seinen Sitz. Es öffnet sich nach oben zu den spirituellen Aspekten unseres Lebens. Es ist unser Tor zum großen Ganzen, zum Göttlichen.

Das Wurzel-Chakra

Prinzip: Vitale Energie, Antriebskraft, sexuelle Kraft, Schutz und Kraft und Lebensfreude, Spaß am Leben, Zentrierung. Tiefe Schwingung der festen Materie. Raum und Zeit. Wer zentriert und geerdet ist, den wirft nichts um. Erdung ist ein wichtiger persönlicher Schutzfaktor.

Selbstlaut: *U*. Tiefes *U*. Das *U* wird auch das Tor zur Tiefe, zum Unhörbaren genannt. Mit seiner U-Schale symbolisiert es anschaulich die Tragekraft, die wir am Damm spüren können, wenn wir uns über das Wurzel-Chakra mit der Erde verbunden haben. Achten Sie darauf, dass es wirklich ein *U* ist und nicht zum *o* hin abgleitet.

Element: Erde
Farbe: rot
Duft: Zeder
Sinne: Geruch

Beobachtungen und Erkenntnisse:

Die tiefe Verbindung mit der Erde wird als lustvolle Lebensfreude erfahren. Im Wurzel-Chakra am Damm entfalten sich die Lebenskraft und die vitale Antriebskraft der Sexualität. Viele Menschen haben Angst, sich bewusst tiefer in diesen Bereich einzulassen, weil er sich der Kontrolle des Verstandes entziehen kann. Wir finden dies auch gelegentlich bei religiösen Bewegungen, die die unteren

Chakras tabuisieren. Im Gegensatz dazu nutzt man mit einem erstaunlichen Instinkt im Rotlichtviertel die aktivierende Kraft der Farbe Rot für die Stimulation der archaischen Antriebskräfte. Es ist gut möglich, dass sich Ihr Lustempfinden verstärkt, wenn Sie bewusst die beiden unteren Chakras aktivieren. Nehmen Sie es als ein schönes Geschenk an.

Übung:

Singen Sie einige *Muh* aus dem tiefen Bauch wie eine Kuh. Danach singen Sie ein reines *U* ohne die Hilfe durch das *M*. Achten Sie darauf, dass sich das *U* nicht zum *o* hin verschiebt.

Ein verengter Energiekanal, also eine geringe Erdung über das Wurzel-Chakra, bewirkt klanglich ein dünnes *U* ohne tiefes Fundament. Sie können die Erdung verstärken, indem Sie mit den Händen ebenfalls Kontakt zur Erde aufnehmen. Breiten Sie die Arme während des Singens so aus, dass sich die Hände in Höhe des Beckens befinden. Halten Sie die Hände parallel zur Erde und singen Sie Ihr tiefstmögliches *U*. Lassen Sie sich richtig lustvoll in das *U* hineinfallen und spüren Sie die tiefe Verbindung und Verwurzelung mit unserem Heimatplaneten Erde.

Das Hara-Chakra oder Harazentrum

Prinzip: Vertrauen, loslassen, ungefilterte Emotionen, unmittelbare Umsetzung. Hingabe an einen Partner und das Leben an sich. Vertrauen in den Fluss des Lebens, lebensspendend.

Selbstlaut: geschlossenes *o* wie in M*o*nd

Element: Wasser
Farbe: orange
Duft: Ylang-Ylang
Sinne: Geschmack

Beobachtungen und Erkenntnisse:

Das Hara-Chakra, etwa 3-4 Finger unterhalb des Bauchnabels, repräsentiert Selbstvertrauen, Selbstwert und tiefe Gefühle. Auf der Ebene der Sexualität kommt hier die Verbindung mit einem Partner hinzu. Die sexuelle Anziehung hat hier ihren energetischen Sitz. Es ist die Hinwendung vom *Ich* zum *Du*. Schöpferisch von oben nach unten gesehen ist das Hara-Chakra der Punkt kurz vor der Geburt, kurz vor dem Durchbruch. Das Staunen über das Wunder der Schöpfung wird in der Sprache durch das *Oh* ausgedrückt.

Vertrauen in das größere Ganze, Vertrauen darin, dass es schon wird. Loslassen, nachdem man alles getan hat, was wichtig und richtig war zu tun. Das Prinzip der Pause.

Wenn Sie eine Arbeit verrichten oder ein Projekt voranbringen, kommt irgendwann im Arbeitsablauf ein Punkt, an dem Sie loslassen und vertrauen dürfen. Es ist dann alles getan, was zu tun wichtig war, um ein gutes Ergebnis zu erzielen. Die Kunst besteht nun darin, genau diesen Punkt zu erkennen und innezuhalten, loszulassen, damit man das bereits Erreichte nicht wieder zerstört.

Beachten wir diese Wirkungszusammenhänge, dann steht uns im Harazentrum eine schöpferische Energie zur Verfügung, die nichts mehr aufhalten kann: die Energie der unmittelbaren Umsetzung, der Mittelpunkt des Körpers.

In vielen asiatischen Kampfsportarten wird bewusst erst einmal die Kraft des Harazentrums aufgebaut, später wird dies auf die anderen Chakras ausgeweitet. Mit der Zentrierung auf das Harazentrum ist ein Wirken mit sofortiger Realisation und Durchsetzung möglich. Dies ist wichtig in Situationen, in denen nicht lange nachgedacht oder diskutiert werden kann.

Übung:

Setzen Sie sich bequem hin und singen Sie ein *o* wie in M*o*nd. Wie erleben Sie seinen Klang, wo sitzt das *o* in Ihrem Körper?

Legen Sie jetzt eine Hand auf Ihren unteren Bauch, während Sie das *o* singen. Meist rutscht die Tonhöhe sofort etwas tiefer, denn im Hara-Chakra ist die Schwingung noch sehr tieffrequent. Singen Sie jetzt das *o* wie in M*o*nd bewusst aus Ihrem unteren Bauch und spüren Sie seine Schwingung. Genießen Sie den Ton und seine Schwingungen eine Weile.

Das Solarplexus-Chakra

Prinzip:	Einsatz für ein Ziel, Arbeit, Handeln, Durchsetzungskraft, Wille, Durchsetzung der eigenen Persönlichkeit, Macht, etwas zu bewirken, Begeisterung, Feuer. Man sagt auch, jemand brennt, sein Feuer ist entfacht. Ausstrahlung. Die innere Sonne leuchten lassen.
Selbstlaut:	offenes *O* wie in S*o*nne
Element:	Feuer
Farbe:	gelb
Duft:	Bergamotte
Sinne:	Sehen

Beobachtungen und Erkenntnisse:

Das Solarplexus-Chakra liegt etwa 2-3 Finger oberhalb des Bauchnabels, direkt unterhalb des Brustbeins. Es repräsentiert das Feuerelement. Dieses will ebenso wie die Begeisterung für eine Sache immer wieder neu entfacht werden, so wie ein Feuer immer wieder Nahrung braucht, um weiterzubrennen. Blockaden im Solarplexus-Chakra führen zu einer Verringerung des Selbstwertes und damit zu Antriebslosigkeit. Es gibt Situationen, in denen einem etwas auf den Magen schlägt. Dies kann ein Gefühl auslösen, als sei der Solarplexus eingedellt. Wenn das passiert, ist es wichtig, ihn wieder nach außen hin auszubeulen und zu erweitern, damit wir wieder zu unserer Macht kommen und kraftvoll unseren Aufgaben nachgehen können. Mittel, um das Solarplexus-Chakra zu erweitern, sind Massagen mit der Hand zusammen mit der Visualisierung, dass man etwas Störendes herauszieht – und natürlich Singen eines *O* wie in S*o*nne.

Übung:

Gehen Sie mit dem Bewusstsein in Ihren Solarplexus und singen Sie ein offenes *O* wie in S*o*nne. Es geht am Anfang leichter, wenn Sie faktisch ein *SO* singen, wie der Wortanfang von *So*nne. Ein gut geöffnetes Chakra bewirkt einen recht lauten Ton mit einer gewissen metallischen Schärfe. Ein verengtes Chakra bewirkt einen zurückgehaltenen, schwachen Ton.

Der Bauchnabel als Tor der Kraft

Der Bauchnabel hat eine besondere Position. Er ist ein Tor, durch das dem Menschen vor der Geburt und auch im späteren Leben lebensnotwendige Energie zufließt. Man bezeichnet den Bauchnabel deshalb auch als ein eigenes Chakra. Der Bauchnabel befindet sich genau in der Mitte zwischen Hara-Chakra und Solarplexus-Chakra. Er verbindet das Wasserelement mit dem Feuerelement. Das Hara-Chakra und das Wasser stehen für das Weibliche, Sorgende, Ernährende, Ausgleichende und Beständige. Das Solarplexus-Chakra und das Feuer repräsentieren Durchsetzungskraft, Wachstum, Umwandlung, männliche Energie und Dynamik. Beide Kräfte sind für das werdende Leben wie auch das spätere Individuum lebenswichtig. Im Bauchnabel werden sie ihm in einer ausgewogenen Mischung zugeführt.[15]

Das Herz-Chakra oder Herzzentrum

Prinzip: Liebe, Mitgefühl, Kraft der Liebe, Lebendigkeit

Selbstlaut: *A* wie in *JA*

Element: Luft
Farbe: hellgrün und rosa

Duft: Rose
Sinne: Berühren

Beobachtungen und Erkenntnisse:

Das Herz-Chakra befindet sich in der Mitte der Brust auf Höhe des Herzens. Das dem Herzzentrum zugeordnete *A* bewirkt unter allen Selbstlauten die größte Öffnung des Mundes und führt damit zu einer größtmöglichen Offenbarung des Inneren. In unserem *JA* ist dies hervorragend zu erkennen. Wenn wir wirklich zustimmen, sagen wir ein klares und offenes *JA*. Stimmen wir nur halbherzig zu, werden wir ein *JO* oder ein merkwürdig gequetschtes *Ja* herausbringen.

Schon daran erkennen wir, dass das Herzzentrum keine Kompromisse oder Halbherzigkeiten kennt. Ein Weg, eine Handlung wird entweder mit Herz begangen oder eben nicht. Dazwischen gibt es nichts. Wir haben dabei stets die Freiheit, zwischen einer Alternative mit Herz oder einer Alternative ohne Herz zu wählen. Der Weg mit Herz macht uns glücklich und erfüllt, der andere ist ein Umweg.

So wie das Herz-Chakra niemanden zwingt, einen Weg mit Liebe zu gehen oder eine Handlung mit Liebe auszuführen, so zwingt es uns beim Singen des *A* auch nicht in eine bestimmte Tonhöhe. Sie werden merken, dass es beim *A* sehr leichtfällt, ins Variieren und Experimentieren mit Tonhöhen, Melodien und anderen Effekten zu kommen. Die Zuordnung von hellem Grün zum Herz-Chakra ist Thema in Liedern wie beispielsweise „Nach grüner Farb mein Herz verlangt“ oder „Du junges Grün, du frisches Gras, wie manches Herz durch Dich genas“. Rosa hat eine liebevolle Herzschwingung und wird gerne in Säuglingsstationen eingesetzt, um die neuen Erdenbürger liebevoll zu empfangen.

Übung:

Öffnen Sie Ihren Mund, indem Sie den Unterkiefer sanft nach unten fallen lassen. Lassen Sie dann ein *A* aus der Tiefe Ihrer Brust ertönen. Probieren Sie, ob sich der Ton verändert, wenn Sie den Kopf leicht nach hinten oder nach vorne beugen. Breiten Sie schließlich noch die Arme mit offenen Händen aus und jubilieren Sie. Anschließend legen Sie Ihre Hände auf das Herz-Chakra in der Mitte der Brust und spüren nach.

Das Kehlkopf-Chakra

Prinzip: Kreativer Ausdruck, Kommunikation, Umsetzung von Geist in Materie. Schöpferischer Beginn.

Selbstlaut: *E*

Element: Äther oder Klang
Farbe: hellblau
Duft: Salbei
Sinne: Hören

Beobachtungen und Erkenntnisse:

Das Kehlkopf-Chakra hat mit seinem Sitz am vorderen unteren Hals eine wichtige verbindende Funktion. Es ist die Verbindung zwischen den geistig spirituellen Aspekten unserer oberen Chakras und den emotional materiellen Aspekten der unteren Chakras, also zwischen Kopf und Bauch. Seine Schwingungsfrequenz ist bereits sehr hoch und liegt im Übergangsbereich zum Geistigen. Das Element wird Äther genannt. Es ist auch die Essenz, die dem Klang innewohnt.

Auf dem Realisationspfad transformiert das Kehlkopf-Chakra unsere Gedanken in Klangschwingungen. Wenn wir etwas realisieren möchten, kommt irgendwann der Punkt, wo wir uns selbst oder anderen unsere Gedanken mitteilen und damit in der Realisation einen Schritt weiterkommen.

Da die Schwingung in der Ebene unseres Kehlkopf-Chakras noch sehr hoch und wenig manifest ist, ist es wichtig, genau abzuwägen, wann und wem wir unsere Gedanken mitteilen. Sie kennen sicher den Effekt, dass eine Idee sofort durch eine abwertende Bemerkung eines anderen in ihrer Kraft geschwächt oder sogar zerstört werden kann. Der Volksmund sagt dazu: „Reden ist Silber, Schweigen ist Gold."

Übung:

Singen Sie ein *E*, indem Sie zunächst ganz sanft *See* oder *Seele* singen. Das Kehlkopf-Chakra, das mit seiner feinen Schwingung zwischen Geist und Materie vermittelt, möchte ganz sanft behandelt werden. Lassen Sie das *E* und selbstverständlich auch alle anderen Töne ganz sanft und leise Ihren Körper massieren. Forcieren Sie nicht, lassen Sie die Töne einfach so kommen, wie sie kommen möchten. Lauter, voller und runder werden sie von allein. Jeder Mensch ist von Natur aus Sänger. Die Lieder der Chakras können Ihnen helfen, das natürliche Körpergefühl wiederzufinden.

Das Stirn-Chakra

Prinzip: Intuition und Intellekt, Gedanken und innere Bilder, Vorstellungskraft

Selbstlaut: *I*

Element: kein Element, rein geistig
Farbe: nachtblau
Duft: Pfefferminze
Sinne: übersinnliche Wahrnehmung, sechster Sinn

Beobachtungen und Erkenntnisse:

Das Stirn-Chakra in der Mitte der Stirn wird auch drittes Auge genannt. Es ist der Sitz von Intuition und Intellekt. Ein offenes Stirn-Chakra produziert klare Gedanken und Bilder. Wenn das

Stirn-Chakra verschlossen ist, spricht man auch davon, ein „Brett vor dem Kopf" zu haben. Die Bilder, die wir uns im Stirn-Chakra vorstellen oder auch nur beobachten, sind eine Vorstufe der Realisation. Folglich haben sie die Tendenz, Realität zu werden. Wir können dies in Form von gezielten Visualisierungen nutzen, indem wir uns den gewünschten Zustand vor unserem geistigen Auge immer wieder bildlich vorstellen. Zusammen mit den Schwingungen der Stimme haben Visualisierungen eine noch bessere Realisationskraft.

Übung:

Singen Sie spontan ein *I* wie in *I*gel. Wie erleben Sie seinen Klang, wo sitzt das *I* in Ihrem Körper? Singen Sie das *I* dann gezielt aus der Mitte Ihrer Stirn.

Halten Sie anschließend eine Hand etwa 20 cm vor Ihre Stirn, während Sie das *I* singen, variieren Sie während des Singens den Abstand der Hand zur Stirn, um den Einfluss der Hand zu spüren.

Das Kronen-Chakra

Prinzip: Verbindung zum Kosmos, Verbindung zu unserer Seele, zum Göttlichen, zum reinen Geist

Selbstlaut: *M*

Element: kein Element, rein geistig
Farbe: violett
Duft: Weihrauch
Sinne: keine Zuordnung, reine Transzendenz

Beobachtungen und Erkenntnisse:

Ganz oben am Scheitel des Kopfes sitzt das Kronen-Chakra. Es öffnet sich nach oben zu den geistig-spirituellen Aspekten unseres Lebens. Es repräsentiert die höchste Frequenz des reinen Geistes.

Über das Kronen-Chakra betreten wir den unendlichen und zeitlosen Raum unserer Seelenebene. Auf dieser Ebene jenseits von Zeit und Raum ist es möglich, relativ störungsfrei (frei von Vortäuscherstimmen) mit unserer Seele zu kommunizieren und klare Anweisungen für unser Leben zu bekommen.

Unsere Seele hat jederzeit Zugang zu dem Gesamtwissen, das das Leben im Universum wie auch unser persönliches Leben betrifft. Sie leitet uns auf dem geradesten und direktesten Weg zur inneren Einheit. Wenn mithilfe des Gesangs der Kontakt zur Seele hergestellt ist, haben die Ausführenden häufig starke Lichterlebnisse und bekommen wichtige Informationen für ihr Leben gezeigt. Der Kontakt mit der Seele und ihrem weisen Rat kann mit etwas Vertrauen und Übung in den Alltag integriert werden und gibt in allen Entscheidungssituationen eine Sicherheit, wie sie kein Mensch geben könnte.

Für weitergehende Übungen sind im Abschnitt *Wege zur Weltenseele* in Kapitel 5 einige Techniken dazu aufgelistet.

Hinweis:

Grundsätzlich ist es ratsam, bei der aktiven Beschäftigung mit den Chakras zuerst an der tiefsten Stelle mit dem Wurzel-Chakra zu beginnen, um durch Erdung eine gute Basis zu haben. Erst danach geht man dann schrittweise nach oben in die höheren Chakras. Gehen Sie nur so hoch, wie Sie von der Erde getragen und gehalten werden. Wenn Sie diese Regel beachten, werden Sie nicht Gefahr laufen abzuheben.

Übung:

Summen Sie *M* auf verschiedenen Tonhöhen. Spielen Sie mit Melodien auf *M*.

Variieren Sie Ihren Mundraum, während Sie mit geschlossenem Mund weiter *M* summen. Schneiden Sie dabei auch wilde Grimassen. Das *M* in seinen verschiedenen Ausprägungen massiert deutlich spürbar den gesamten Kopfraum. Wenn Sie einen Nasenflügel leicht mit einem Finger verschließen, spüren Sie die relativ starken Vibrationen, die das *M* im Kopfbereich auslöst.

4.
Lieder der Chakras

Menschen verbinden unablässig Kosmos und Erde miteinander. Wir stehen mit beiden Füßen auf der Erde und sind gleichzeitig nach oben hin himmelwärts orientiert. Unablässig strömt ein Strom von Energie und Informationen vertikal durch jeden Menschen hindurch. Die Verbindung zwischen dem Geist und der irdischen Materie, zwischen Himmel und Erde begegnet uns wieder als archaisches Urbild im „Baum des Lebens", dem „Weltenbaum" oder – bei den Germanen – der „Weltesche". Der Baum steht symbolisch für die Einbindung des Menschen in die Schöpfung. Zwischen Erde und Kosmos schwingt dann der Mensch, gleichsam eingespannt wie die Saite eines Musikinstruments, und singt sein Loblied der Schöpfung. Der Singende ist in der Lage, Erde und Kosmos zu vereinigen und selbst mit zu verschmelzen. Dieses Verschmelzen ist ein glückseliger Zustand von Angeschlossensein. Der Singende erlebt sich in solchen Momenten als eins mit allem.

Die von oben kommende Energie des Kosmos hat eine andere Schwingung oder Frequenz als die von unten kommende Energie der Erde. Deshalb ist es erforderlich, beide Energieströme entsprechend zu transformieren, um sie nach unten bzw. nach oben weiterleiten zu können. Diese Transformation von Schwingungen geschieht in unseren Chakras. Die einzelnen Chakras repräsentieren jeweils eine bestimmte Ebene von Schwingung. Wir erhalten damit von oben nach unten sieben Stufen oder Ebenen der Realisierung.

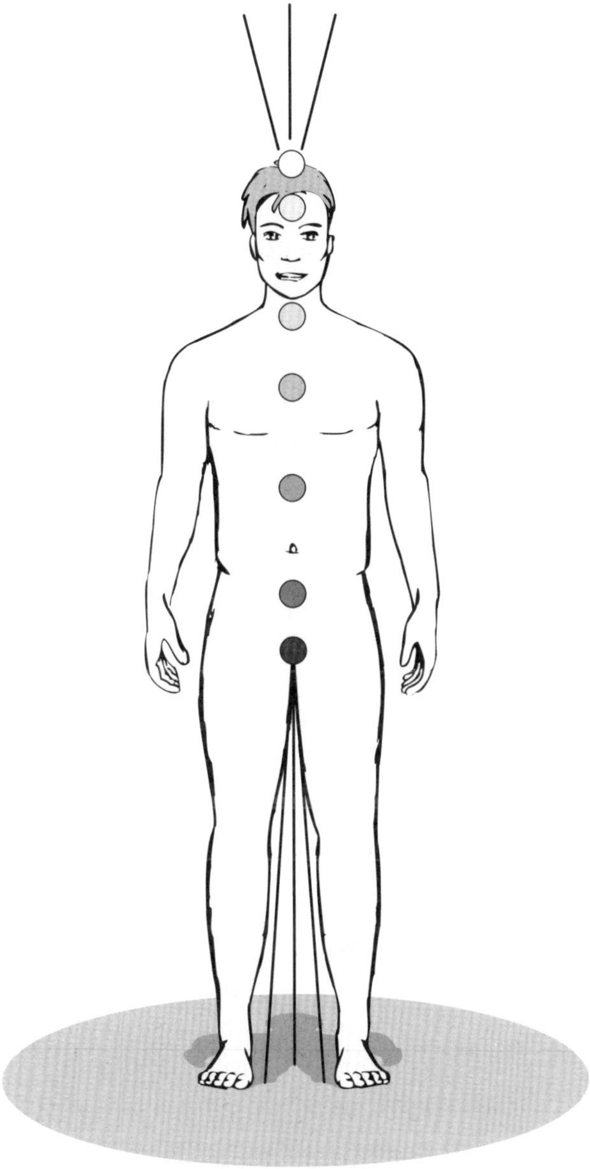

Abb. 10: Vertikale Verbindung des Menschen
zwischen Erde und Kosmos

Entgegengesetzt erhalten wir von unten nach oben sieben Stufen der Erkenntnis. Es stellt sich natürlich die Frage: Was passiert eigentlich zwischen den Ebenen? Wir Menschen haben aus der irdischen Trägheit heraus eine Tendenz, an den jeweiligen Ebenen festzuhalten, und doch ist das eigentlich Spannende der Weg zwischen den Ebenen, denn dort passiert die wirkliche Veränderung. Danaan Parry nennt es auch den „Raum zwischen den Trapezen", wenn man das sichere Trapez loslässt und hinüberfliegt zum anderen Trapez.[16]

Auch im indianischen Rad der Himmelsrichtungen finden wir diese Thematik wieder. Die Hauptrichtungen halten den Zustand stabil. Die Zwischenrichtungen bringen uns in Bewegung. Das Leben ist ein fortwährendes Wechselspiel von Ankommen und Loslassen, von Veränderung und Ruhe. Die Erkundung des Raumes zwischen den Ebenen ist eine spannende Angelegenheit. Der den meisten Übungen in diesem Buch zugrunde liegende freie Gesang ohne Text und ohne Noten, auch esoterisches Tönen oder Intonieren genannt, ermöglicht es in besonderer Weise, den Zwischenraum zwischen den Stufen zu erkunden. Dies wäre nicht möglich, zumindest nicht so einfach, wenn wir uns auf vorgegebene Notenwerte und Texte beschränken würden. Durch Text kommen wir schnell zu festen Vorstellungen und darüber ins Festhalten. Durch vorgegebene Noten betreten wir vorgegebene Pfade und trauen uns meist gar nicht, den Raum dazwischen zu erkunden.

Schwingungsebenen der Chakras

Der Effekt der Frequenzänderung von oben nach unten, von den höchsten bis zu den tiefsten Frequenzen und umgekehrt, findet sich in allen Seinsaspekten, die wir den Chakras zuordnen können, seien es die alchemistischen Elemente Erde, Wasser, Feuer, Luft, Äther oder die Düfte, die von unten nach oben flüchtiger werden. Ebenso finden wir dies bei den Farben, deren Frequenzen genau das Prisma des Regenbogens abbilden, vom tieffrequenten Rot im Wurzel-Chakra bis zum hochfrequenten Violett im Kronen-Chakra.

Chakra	Selbstlaut	Farbe	Element	Duft
Kronen-Chakra	*M*	violett		Weihrauch
Stirn-Chakra	*I*	nachtblau		Pfefferminze
Kehlkopf-Chakra	*E*	hellblau	Äther/ Klang	Salbei
Herz-Chakra	*A*	grün/rosa	Luft	Rose
Solarplexus-Chakra	*O*	gelb	Feuer	Bergamotte
Hara-Chakra	*o*	orange	Wasser	Ylang-Ylang
Wurzel-Chakra	*U*	rot	Erde	Zeder

Tabelle 1: Zuordnungen zu den einzelnen Chakras

Dieselbe Gesetzmäßigkeit erleben wir nun ebenfalls, wenn wir in intuitiver Weise aus unseren Chakras Töne und Gesänge erzeugen. Dies geschieht, indem wir mit dem Bewusstsein in den Bereich des Körpers gehen, in dem das Chakra seinen Sitz hat. Jedes Chakra hat eine andere Frequenz und entsprechend ertönt aus jedem Chakra ein anderer Ton. Der tiefste Ton ertönt aus dem Wurzel-Chakra. Nach oben hin werden die Töne dann immer höher. Das Spektrum reicht vom tiefen Bass im Wurzel-Chakra bis hin zu den Höhen eines Soprans im Stirn-Chakra und teilweise noch darüber hinaus im Kronen-Chakra.

Die absolute Höhe der Töne und der Tonabstand zwischen den Tönen sind nicht entscheidend für ein erfolgreiches Durchsingen und Erfahren der Chakras. Nehmen Sie für das Wurzel-Chakra einfach den tiefstmöglichen Ton, den Sie singen können. Im Laufe der Zeit und mit etwas mehr Übung werden Sie feststellen, dass sich Ihr Stimmumfang nach unten und nach oben hin beträchtlich erweitert, wenn Sie regelmäßig die *Chakraflöte* durchsingen, wie es im folgenden Abschnitt beschrieben wird. Das energetische Singen aus den Chakras heraus räumt einengende Einteilungen wie Stimmgattungen schnell beiseite und Männer jeden Alters singen im Kronen-Chakra Töne, die einem Sopran Ehre machen würden, genauso wie Frauen beim Singen aus dem Wurzel-Chakra heraus wie tibetische Mönche ihren tiefen Basston singen.

Die Chakraflöte

Es gibt den Ausdruck *Chakraflöte* und genau dies bezeichnet treffend die Verbindung von Gesang und Chakras. Wir können uns mit Gesang auf- und absteigend über unsere Chakras bewegen wie mit den Fingern auf den Löchern einer Flöte.

Die einzelnen Chakras haben auf vielen Ebenen Entsprechungen. Auf der Ebene der Stimme sind dies die Vokale oder Selbstlaute.

Wichtiger Hinweis:

Grundsätzlich ist es ratsam, bei der aktiven Beschäftigung mit den Chakras zuerst an der tiefsten Stelle mit dem Wurzel-Chakra zu beginnen, um eine gute Basis zu haben. Vom Wurzel-Chakra oder Basis-Chakra gehen Sie Chakra für Chakra schrittweise nach oben und schließlich wieder zurück bis zum Ausgangspunkt Ihrer gesungenen oder visualisierten Reise durch die Chakras. Die Vorgehensweise, von der untersten Ebene, von der Erde und dem Wurzel-Chakra aus zu beginnen, ist die Vorgehensweise, die Sie unbedingt beachten sollten. Ein großes und hohes Haus können Sie nur errichten, wenn das Fundament absolut solide und ohne Lücken errichtet wurde. Es hat keinen Sinn, das Dach und die Stockwerke zuerst zu errichten und dann erst die Fundamente zu legen. Dies gilt analog auch für die Arbeit mit den Chakras.

Übung:

Setzen Sie sich bequem hin und singen Sie von unten, vom Wurzel-Chakra angefangen, die Selbstlaute. Gehen Sie so vor, dass Sie zuerst mit dem Bewusstsein an die Stelle gehen, wo das Chakra sitzt, und lassen Sie dann den Ton von dort erklingen. Tönen Sie so lange, wie Sie möchten. Lassen Sie sich dabei von Ihrem Körpergefühl leiten. Sie werden es spüren, wenn es an der Zeit ist, ins nächste

Chakra zu wechseln. Versuchen Sie bewusst auch die Schwingungen der Töne im jeweiligen Bereich Ihres Körpers zu spüren. Genießen Sie den Ton und seine Schwingungen eine Weile.

Beginnen Sie damit, dass Sie aus dem Wurzel-Chakra am Damm auf einer möglichst gleichbleibenden Tonhöhe ein sehr tiefes *U* tönen. Danach gehen Sie mit dem Bewusstsein in Ihr Harazentrum, kurz über der Schamhaargrenze, und lassen von dort ein *o* wie in M*o*nd ertönen, dann gehen Sie weiter hoch zum Solarplexus oberhalb des Bauchnabels und lassen von dort ein *O* wie in S*o*nne ertönen. Aus dem Herzzentrum in der Mitte der Brust lassen Sie ein *A* ertönen, aus dem Kehlkopf-Chakra am Hals ein zunächst zartes *E*, danach aus dem Stirn-Chakra in der Mitte der Stirn ein *I* und schließlich aus dem Kronen-Chakra an der höchsten Stelle des Kopfes am Scheitel ein *M*.

Legen Sie nach dem *M* eine kurze meditative Stille ein. Gehen Sie dann in der gleichen Weise von oben wieder Chakra für Chakra nach unten bis zum Ausgangspunkt Ihrer Klangreise zurück. Probieren Sie es sowohl mit geschlossenen als auch mit offenen Augen. Eine ausführliche Anleitung zur *Chakraflöte* findet sich am Ende des Buches im Abschnitt *Atem- und Körperübungen für die Chakras* in Kapitel 8.

Sie werden feststellen, dass es in manchen Chakras einfacher ist, runde, saubere Töne zu erzeugen. Wo dies nicht so einfach ist, löst sich die vorhandene hörbare Enge in der Regel durch das Singen. Das ist gut hörbar beim Vergleich zwischen dem zunächst aufsteigenden und dem späteren absteigenden Singen. Für die unteren vier Chakras vom Wurzel-Chakra bis zum Herz-Chakra kann es helfen, eine Hand auf die entsprechende Körperregion aufzulegen. Für das Kehlkopf-Chakra am Hals kann eine sehr sanfte Berührung oder Massage wohltuend wirken. Bei den beiden oberen Chakras in der Mitte der Stirn und am Scheitel ist es besser, die Hand nicht mehr aufzulegen, sondern sie auf Höhe des Chakras etwas entfernt vom Körper zu halten. Das Kronen-Chakra sollte nicht mit der Hand von oben verdeckt werden. Experimentieren Sie mit dem Abstand und der Haltung der Hand bzw. der Hände.

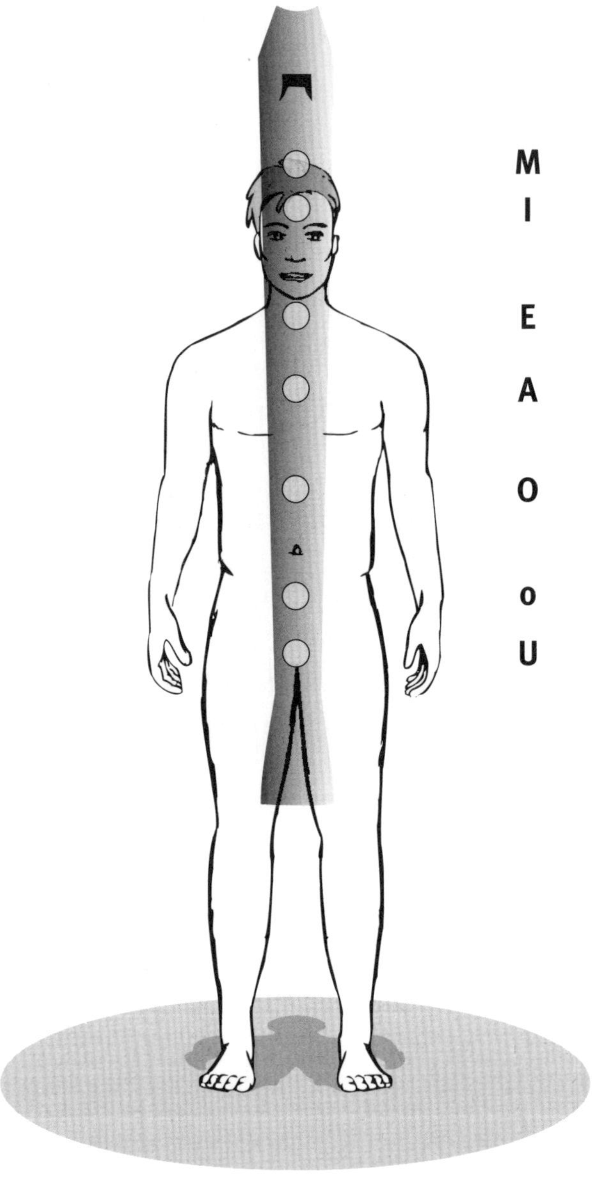

Abb. 11: Die Chakraflöte

Mantras

Die reinen Selbstlaute können über einen vorausgehenden Mitlaut erweitert werden, was unter anderem einen besseren Stimmansatz bewirkt. Damit entstehen dann Mantras wie *Hu*, *Wo*, *Ra*, *Ya* und *Si*. Mantras sind heilige Silben, die energetisch-geistige Verbindungen und Wege herstellen. Sie sollen eine göttliche Idee zum Ausdruck bringen. Am Beispiel des *OM* können wir solch einen Weg erkennen. Die heilige Silbe *OM*, als *AUM* gesungen, zeigt, dass wir uns zuerst mit der Liebe in unserem Herzen verbinden müssen (*A*), damit wir unsere Aufgaben auf der Erde lösen können (*U*), um schließlich wieder zum Göttlichen, zum Licht heimzukehren (*M*).

A→ U→ M. In *AUM* ist alles enthalten, was das Menschsein bestimmt: Liebe, Realisation und göttliche Heimat. Das Singen von *AUM* verbindet alle diese drei Aspekte zu einem harmonischen Weg und erinnert uns daran, diesen Weg zu gehen.

Das *AUM* verbindet durch die Anordnung seiner Vokale Herz-Chakra, Wurzel-Chakra und Kronen-Chakra. Es wird gesungen auf einer mittleren Tonhöhe, die durch das *A* des Herz-Chakras vorgegeben wird. Die erfahrbare Energiebewegung des *AUM* wird durch die Verbindung von Selbstlauten erzeugt. Eine weitere Möglichkeit, Energien durch die Stimme zu bewegen, ist die Variation der Tonhöhe. Ein absinkender Ton, bei dem die Tonhöhe kontinuierlich tiefer wird, bewirkt eine Energiebewegung nach unten und verbindet über das Wurzel-Chakra mit der Erde. Ein aufsteigender Ton, bei dem die Tonhöhe kontinuierlich höher wird, bewirkt eine Energiebewegung nach oben und verbindet über das Kronen-Chakra mit dem Kosmos. Probieren Sie diesen Effekt aus, indem Sie zuerst ein *M* nach unten hin abseufzen und danach ein tiefes *M* nach oben hin hochsteigen lassen.

Übung:

Singen Sie *AUM*, indem Sie auf einem Atemstrom alle Selbstlaute miteinander verschmelzen. Das geht, indem Sie zuerst den Mund möglichst weit für das *A* öffnen und dann langsam die Mundöff-

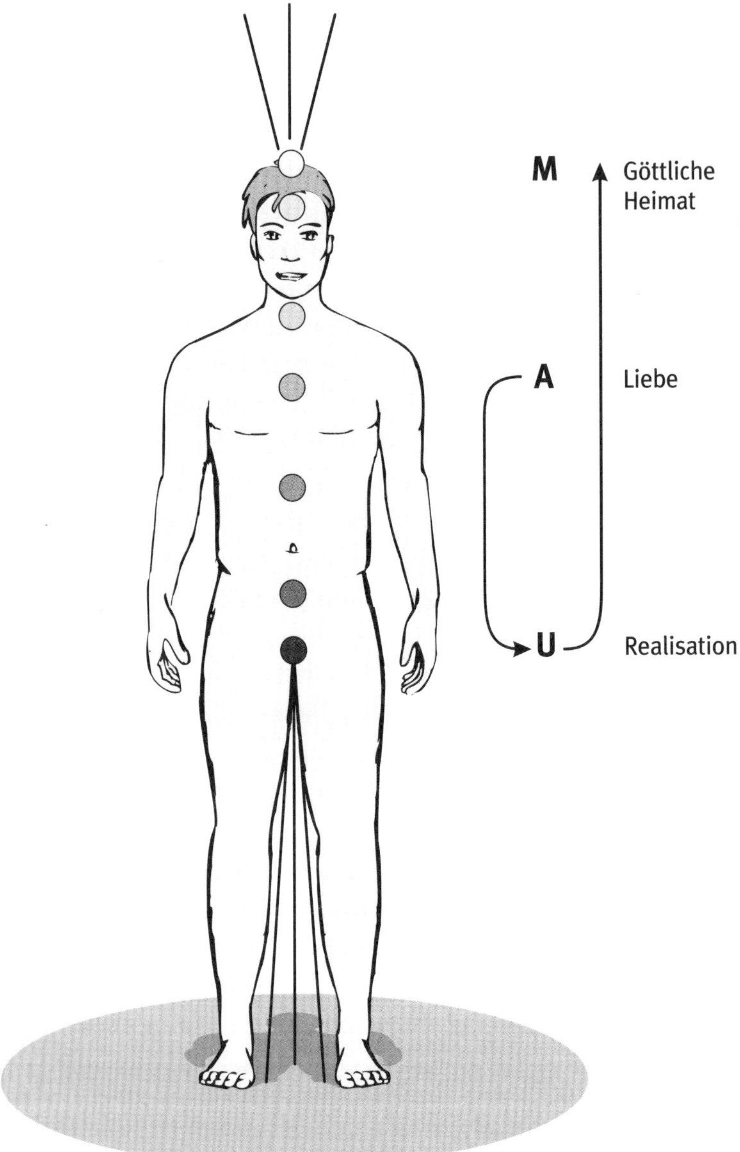

Abb. 12: Energetischer Pfad des *AUM*

nung zum *U* hin verkleinern, bis schließlich der Mund für das *M* ganz geschlossen ist.

Übung:

Ein anderes energetisch wirksames Mantra ist *HANG*. Singen Sie es, indem Sie mit einem tiefen Ton beginnen und diesen in der Tonhöhe nach oben hinauf- und wieder herunterlaufen lassen. *HANG* massiert den Rücken und die Hinterseite des Kopfes. Machen Sie die gleiche auf- und absteigende Tonbewegung mit *HAN*. *HAN* massiert die vordere Seite des Körpers und die Stirn. Ich habe es schon erfolgreich angewendet, um eine drohende Erkältung abzuwenden.

Das *G* bei *HANG* bewirkt einen Rachenverschluss und setzt den Ton damit an die hintere Seite des Rachenraums. Wenn Sie auf dem *G* von *HANG* mit verschiedenen Mundöffnungen tönen, entstehen schöne Obertonresonanzen.

Übung:

L baut eine innere Senkrechte auf und zentriert. Experimentieren Sie mit Variationen des *L*. Singen Sie ganz langsam als Mantra *Liebe, Leben, Lachen*.

Übung:

Singen Sie das Mantra *AMEN*. Verfolgen Sie den energetischen Weg des *AMEN* in Ihrem Körper. Welche Chakras werden durch die Selbstlaute in *AMEN* angesprochen? Vergleichen Sie diese mit der Tabelle der Zuordnungen von Vokalen zu Chakras.

Übung:

Singen Sie *Halleluja*! Verfolgen Sie den energetischen Weg der Selbstlaute von *Halleluja* in Ihnen. *Halleluja* bedeutet Lobpreis. Singen Sie spontan noch weitere eigene Mantras dazu.

Übung:

Singen Sie das wichtigste Mantra Ihres Lebens: Ihren eigenen Vornamen.

Schöpferischer Gesang

Unentwegt vollzieht sich in den Chakras ein mehrstufiger Transformationsprozess von Geist in Materie. Universelle Energie, Prana oder Ki genannt, wird in den Chakras in die für das irdische Leben und den Körper notwendige Form transformiert. Angefangen vom Kronen-Chakra mit der höchsten Frequenz des reinen Geistes bis zum Wurzel-Chakra mit der tiefsten Frequenz der festen Materie spiegelt sich in unseren Chakras das Mysterium der Schöpfung auf sieben Stufen wider. Wir können uns diesen Schöpfungsvorgang wie einen Pfad mit verschiedenen Ebenen vorstellen. Jede Ebene, die von oben nach unten erreicht wird, entspricht einem Chakra.

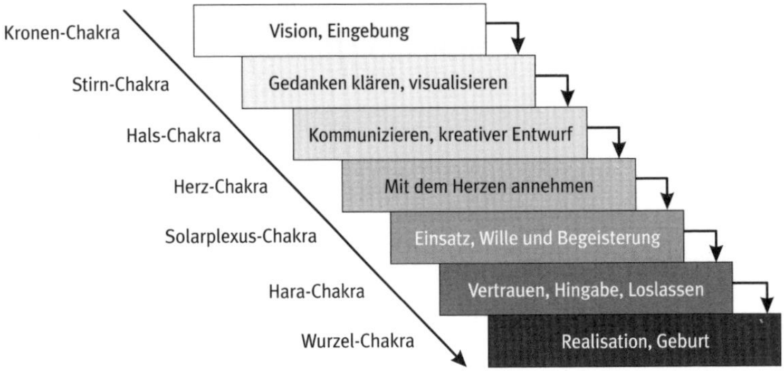

Abb. 13: Der Realisationspfad über die einzelnen Chakra-Ebenen

Gesang und Schwingung stehen in einem direkten Zusammenhang mit Schöpfung und Realisation. Gerade dem fünften Chakra, dem Kehlkopf-Chakra, kommt hier eine zentrale Stellung zu. Im Kehlkopf-Chakra geht die Schöpfung über vom Gedanken zum Klang. Ein hörbarer Ton entsteht. Schöpfung wird endgültig manifest durch den Schöpfungsklang. Wir benennen das, was wir erschaffen oder verändern möchten, ordnen ihm einen hörbaren Ton zu. Mit Stimme und Gesang können wir demnach bewusst realisieren und heilen. Im Prinzip können wir für jeden Wunsch, jede Vision, die mit unserem Herzen im Einklang ist, den Ton oder den Klang singen, der hilft, den Wunsch zu verwirklichen. Das kann ein materielles Bedürfnis ebenso sein wie die Absicht, die eigenen Selbstheilungskräfte für die Heilung einer Krankheit zu stärken.

Wenn ein solcher Wunsch irgendwo auf dem Weg von der Vision herunter zur Erde stecken bleibt, dann fehlt auf einer oder mehreren Ebenen im jeweiligen Chakra ein Seinsprinzip, eine Schwingung oder Information, die der Wunsch benötigt, um realisiert zu werden. An der Stelle, wo der Wunsch stecken bleibt, sind wir nicht ganz, nicht im umfassenden Sinne heil.

Durch bewusstes Singen begeben wir uns in eine rituelle Handlung, in der wir anfangen, Verantwortung für das Fehlende oder Abgespaltene zu übernehmen. Mithilfe der Stimmschwingungen sind wir dann in der Lage, die fehlende Information wieder hinzuzufügen, um den Weg für die Ganzwerdung zu ebnen. Das geht im Prinzip so, dass wir uns erden, unser Herz mithilfe von Tönen oder anderen Methoden öffnen und dann im Kontakt mit dem Herzen den Ton singen, der die gewünschte Absicht bewirkt.

Die Arbeitsformel für das bewusste Realisieren kennen Sie bereits: *Absicht + Ton = Realisation.*

Übung:

Vertonen Sie für sich nach der Formel *Absicht + Ton = Realisation* einige der Beispiele aus der nachstehenden Auflistung. Gehen Sie dabei so vor, dass Sie sich zuerst auf die innere Absicht im Stirn-Chakra konzentrieren. Diese ergänzen Sie durch die Visualisierung eines zum Thema passenden inneren Bildes ebenfalls im Stirn-Chakra. Anschließend lassen Sie den Klang und die Tonfolgen aus sich heraustönen, die spontan dazu aus Ihnen herausschwingen möchten. Lassen Sie alle Überlegungen beiseite, wie es zu klingen hat. Seien Sie völlig spontan. Manchmal sind zuerst einmal Blockaden in Ihnen oder der Mitwelt aufzulösen, damit überhaupt erst einmal der Weg geebnet werden kann, um zum gewünschten Resultat zu gelangen. Die Auflösung von Blockaden kann sehr dissonant und schräg klingen. Wenn Sie der Weisheit Ihres Körpers vertrauen, wird Ihr Gesang in der Lage sein, heilsame Schwingungen in umfassendem Sinne zu übertragen. Vertrauen Sie darauf, dass die spontanen Töne Ihres Gesanges die richtigen sind.

Beispiele für vertonte Absichten und Wünsche:

- Klang für Gelassenheit
- Klang für Klarheit
- Klang für eine gute Woche
- Klang für einen guten Auftritt
- Klang für Selbstvertrauen
- Klang für die Gesundheit
- Klang zur Ehre unserer Ahnen
- Klang für die Schönheit
- Klang für die Liebe
- Klang für Entscheidungskraft
- Klang für Besonnenheit und Zuversicht in der Welt
- Klang, um sich von Unwichtigem zu trennen

Übung:

Bei dieser Übung machen Sie zuerst einen Kontakt zu einer Sehnsucht im Herzen, lassen diese Sehnsucht als inneren Ton größer und größer werden, bis schließlich der ganze Körper von dieser Schwingung erfasst ist. Anschließend geben Sie diesen Ton über die Stimmlippen und den Mund nach draußen in die Welt hinaus. Danach gehen Sie mit dem Bewusstsein ins Stirn-Chakra und schauen sich die Sehnsucht bildlich an, ebenfalls unterstützt von einem Ton. Dann nehmen Sie die Sehnsucht mit Ihrem Bewusstsein in Ihr Solarplexus-Chakra und singen von dort den Ton, der Ihren Willen unterstreicht, die Sehnsucht des Herzens zu verwirklichen. Zum Abschluss übergeben Sie im Hara-Chakra den Wunsch vertrauensvoll an den Fluss des Lebens und lassen ihn mit einem Ton frei.

Fragen als schöpferischer Impuls

Ich habe irgendwann einmal für mich formuliert: „Fragen ist der Schlüssel zum Glück." Viele wichtige Dinge in meinem Leben sind geschehen, weil ich den Mut hatte, eine Frage zu stellen. Egal ob es berufliche Entwicklungen waren oder meine Beziehungen – weil ich einem inneren Impuls nachgegeben und eine Frage gestellt habe, sind entscheidende Dinge in meinem Leben passiert. Es geht sogar so weit, dass eine spontan gestellte Frage eine Kettenreaktion auslösen kann.

Fragen sind für mich direkter Ausdruck für die schöpferische Kraft unseres Kehlkopf-Chakras. Fragen Sie! Fragen Sie, sooft Sie einen Impuls dazu bekommen. Wir haben ein angeborenes Recht dazu, Fragen zu stellen und zu bitten. Geben Sie dem inneren Impuls nach und stellen Sie Ihre Frage. Die Angst vor dem „Nein" ist unbegründet. Genauso wie jeder Mensch das Recht hat, Fragen zu stellen, hat auch jeder Mensch das Recht, „Nein" zu sagen. Das Ergebnis ist in jedem Fall Klarheit und es führt zu spannenden Entwicklungen. In den weiteren Kapiteln werden Sie immer wieder ermuntert, in den verschiedensten Zusammenhängen Fragen zu stellen.

Erkenntnistönen

Die eigenen Töne in Verbindung mit den Chakras sind ein ideales Transportmedium, um sich mit dem Bewusstsein auf andere Ebenen einzuschwingen und darüber neue Erkenntnisse zu gewinnen. Wirklich tiefe Erkenntnis ist ein tiefes Erkennen, ein Aha-Erlebnis, das unter die Haut geht. Es sind erleuchtende Augenblicke, in denen man einen Aspekt der Welt in seiner ganzen Klarheit erkennt. Die Erkenntnis des Energieflusses über die Chakras von oben nach unten und umgekehrt, ebenso die Verdichtung auf den Ebenen wie auch die genaue Differenzierung von Glück und Lust waren allesamt Erkenntnisse, die ich zuerst über den Gesang gewonnen habe.

Erst später, nachdem ich diese Erkenntnisse gewonnen hatte, war ich dafür offen, dass Menschen und Bücher in mein Leben kommen konnten, die meine eigenen Erkenntnisse bestätigten. Diese nachträgliche Bestätigung ist für mich immer wieder eine prickelnde und erhebende Erfahrung.

Übung:

Sie können das schöpferische Singen, so wie es im vorherigen Abschnitt beschrieben wurde, anwenden, um Erkenntnisse zu gewinnen. Wenn Sie eine Antwort auf eine offene Frage suchen, dann vertonen Sie diese Frage mit der Arbeitsformel *Absicht + Ton = Realisation.* Setzen Sie die Frage in Klangschwingung um und gönnen Sie sich nach dem Tönen eine meditative Pause mit Stille. Meist ist es dann so, dass bereits während des Singens erhellende und klärende Gedanken wie aus heiterem Himmel in Ihrem Bewusstsein auftauchen. Halten Sie am besten Papier und Schreibzeug oder ein Diktiergerät bereit, um Ihre Erkenntnisse zu notieren. Dieses sofortige Notieren von Eingebungen und Erkenntnissen ist ein wichtiger Aspekt im kreativen Prozess. Was Sie sich nicht sofort notieren, ist meist unwiederbringlich verloren.

Singen mit der Natur

Meditatives Singen in der Natur kann sehr schöne Erfahrungen vermitteln. Probieren Sie es einfach aus. Wenn Sie im Freien spontan tönen oder die *Chakraflöte* durchsingen, kann es sein, dass Sie mit Ihrer Umgebung in Resonanz gehen und in die Weltenseele eintauchen. Vielleicht fangen die Vögel in der Umgebung an, beim *E* lauthals und begeistert mitzusingen, oder Sie hören auf einmal das tiefe Lied eines Flusses.

Insbesondere mit Bäumen sind bewegende Erfahrungen zu machen. Der Baum mit seiner Wurzel, die in der Erde fest verankert ist, und mit seiner Krone, die in den Himmel ragt, ist seit jeher enger Vertrauter und Begleiter des Menschen. Bäume können richtig gut Trost spenden und helfen darüber hinaus Botschaften zu entschlüsseln.

Übung:

Stellen Sie sich vor einen Baum und berühren Sie ihn mit beiden Händen. Stellen Sie sich bildhaft vor, dass Sie über Ihre Arme und Hände einen Energiekreislauf aufbauen, der über Ihr Herz-Chakra fließt und Sie mit dem Baum verbindet. Dann verwurzeln Sie sich über das Wurzel-Chakra sowie über Beine und Füße mit den Wurzeln des Baums und der Erde. Anschließend visualisieren Sie eine Verbindung aus dem Kronen-Chakra nach oben zur Krone des Baums und darüber hinaus zum Kosmos. Lassen Sie dazu spontan Töne entstehen.

Übrigens: Verwurzelung und Erdung sind ein guter allgemeiner Schutz, der uns zentriert und stabilisiert. Bäume können zwischen uns und dem Geist, dem großen Ganzen, vermitteln. Bäume verschaffen uns Zugang zu wichtigen Botschaften für unser Leben. Stellen Sie dem Baum Ihre Fragen und er wird Ihnen antworten. Sie können darüber hinaus auch über den Kontakt zu einem Baum einen Wunsch oder eine Botschaft an das große Ganze weitergeben.

Übung:

Setzen Sie sich an einen Ort in der Natur, der Ihnen gut gefällt, und fangen Sie einfach an zu tönen. Vertonen Sie die Stimmung dieses Ortes und verschmelzen Sie darüber mit Ihrer Umgebung.

Laut sein

Ich bin überzeugt davon, dass es wichtig ist, regelmäßig mit lauter Stimme zu schreien oder zu singen. Ich glaube auch, dass regelmäßiges Lautsein viele Verspannungen, ja sogar Erkrankungen und Unwohlsein aufheben kann. Louise Hay empfiehlt beispielsweise, das Auto abzustellen, die Fenster hochzukurbeln und zu schreien oder auch aufs Bett oder ein Kissen einzuschlagen und dabei zu schreien.[17] Auch Sport oder der Besuch eines Sportstadions sind gute Gelegenheiten, Altes, Zurückgehaltenes herauszuschreien. Beim Liebesakt können laute Töne und Atemgeräusche die Intensität und Lust erheblich verstärken. Mieten Sie sich gelegentlich ein allein stehendes Wochenendhaus, wenn es in einem Mehrfamilienhaus zu hellhörig ist. Besprechen Sie das gemeinsame Experimentieren mit der Stimme vorher mit Ihrem Partner. Sagen Sie sich ggf. gegenseitig Ihre Vorbehalte: „Wenn ich … (laut schreie) …, dann … (passiert Folgendes …)." Alles, was dabei gesagt wird, lassen Sie bitte kommentarlos stehen und üben Sie keine Kritik. Legen Sie sich anschließend gegenseitig liebevoll eine Hand auf Ihr Herzzentrum und singen Sie gemeinsam einen Ton, beginnend mit dem Selbstlaut *A*. Bereiche des Unbewussten, die ausgesprochen und mit dem Herzen verbunden werden, verlieren ihre negative, einschränkende Wirkung.

Überhaupt ist es in unserer Kultur so, dass ein freies, spontanes Singen, egal ob mit Text oder ohne, eher nicht üblich ist und bei den Mitmenschen Befremden auslöst. Es gibt so etwas wie ein unausgesprochenes Verbot, in der Öffentlichkeit einfach zu singen. Ist dieser Bann jedoch erst einmal gebrochen oder wird ein Raum geschaffen, in dem das möglich ist, dann ist das häufig so, als wenn etwas Verborgenes und Zugeschüttetes auf einmal aufblüht.

Stille

Unsere Welt ist nicht wirklich still. Selbst die Bewegung der Luftmoleküle erzeugt ein leises Grundrauschen. Ebenso unsere inneren Geräusche, die Arbeit des Herzens, die Fließgeräusche des Blutes in unseren Adern, die Geräusche der Peristaltik usw. Und doch gibt es Momente der Stille, die uns tief berühren. Ein Spaziergang auf dem Land im schallschluckenden Neuschnee, ein Sonntagmorgen in der Großstadt oder die Stille einer Höhle. Die Furcht vieler Menschen vor der Stille entspringt der Angst, möglicherweise zu hören, was die innere Stimme zu sagen hat. Die Betäubung des eigenen Fühlens und Erkennens wird aufrechterhalten durch Fernseher, die rund um die Uhr laufen, durch Musikberieselung oder erzwungenes Gerede ohne Tiefe. Und doch sind Phasen der Stille unverzichtbar für unser emotionales, mentales, physisches und spirituelles Wachstum. Laeh Maggie Garfied schreibt dazu: „Um uns in die Universale Lebenskraft einzustimmen, brauchen wir Menschen Ruhe und Ungestörtheit und das Verlangen, jener leisen Stimme in unserem Inneren zu lauschen.“[18] Der Rückzug in die Natur ist eine gute Möglichkeit, die eigenen Wurzeln wieder zu entdecken.

Wenn wir nachfolgend von „Stille“ sprechen, dann ist damit ein Zustand gemeint, in dem wir durch eine meditative Haltung in einen Raum der inneren Stille eintauchen. Es ist ein Zustand bedingungslosen Seins. Wir sind lediglich Beobachter und lassen alle Gedanken einfach weiterziehen. Durch das Eintauchen in die Stille erhalten wir Zugang zur Weltenseele, zum Ursprung allen Seins. Zwischen den einzelnen Gedanken geht auf einmal eine Lücke auf, die uns mit dem Feld des reinen Potenzials und der unendlichen Kreativität verbindet.[19] Stille bringt Einfachheit, Klarheit und Kreativität. Stille ist ein wichtiges Element für die Realisation von Absichten im Einklang mit unserem wahren Selbst, weil sie uns ein Fenster öffnet, in dem wir unsere Absichten dem größeren Ganzen überreichen können. Die Stille bringt das Element des Loslassens in den Realisationspfad hinein. Wenn wir für etwas singen, dann wird die Wirksamkeit erhöht, wenn wir nach dem Singen 5-10 Minuten stille Versenkung und Meditation anschließen. Die oben genannte Formel *Absicht + Ton = Realisation* wird durch die Stille noch ergänzt.

Übung:

Bleiben Sie, nachdem Sie die *Chakraflöte* oder eine der anderen Gesangsübungen aus diesem Buch gesungen haben, noch eine Weile still in einer absichtslosen, meditativen Haltung, am besten 5-10 Minuten aufrecht sitzend. Sie können dann spüren, wie sich ein Teil der durch das Singen aufgebauten Energie nach unten hin im Wurzel-Chakra absetzt und gleichzeitig ein anderer Teil nach oben hin zum Kronen-Chakra strömt.

5.
Der Weg des Herzens

Es ist meine tiefe Überzeugung, dass sich jeder Mensch nach einer klaren inneren Instanz sehnt, die ihm mit tiefer Gewissheit sagen kann, was das richtige Handeln, der richtige persönliche Weg ist. Diese Instanz gibt es. Es liegt an uns, die Fragen zu stellen. Don Juan, der Lehrer von Carlos Castaneda, nennt diesen Weg den „Weg des Herzens".[20] Als sein Schüler fragt: „Aber wie werde ich mit Sicherheit wissen, ob es ein Weg mit Herz ist oder nicht?", antwortet Don Juan: „Jeder würde das wissen. Das Problem ist, es stellt niemand die Frage, und wenn ein Mann schließlich erkennt, dass er einen Weg genommen hat, der kein Weg ist, der Herz hat, ist der Weg bereit, ihn zu töten. An diesem Punkt können sehr wenige Menschen innehalten, um nachzudenken und den Weg zu verlassen." Wir Menschen haben in jedem Moment sehr viele Möglichkeiten, einen Weg zu gehen. Genau einer dieser Wege ist der Weg des Herzens, alle anderen Wege sind mehr oder weniger Umwege und führen früher oder später durch leidvolle Erfahrungen doch wieder zum Weg des Herzens zurück. Don Juan rät seinem Schüler eine einfache Methode. Er soll stets innehalten und sich die Frage stellen: „Ist dieser Weg ein Weg mit Herz?" Don Juan sagt weiter: „Beide Wege führen nirgendwohin, aber einer ist der des Herzens, und der andere ist es nicht. Auf einem ist die Reise voller Freude, und solange du ihm folgst, bist du eins mit ihm. Der andere wird dich dein Leben verfluchen lassen. Der eine macht dich stark, der andere schwächt dich."

Wieso können wir absolut sicher sein, dass unser Herz-Chakra stets die für uns richtige Antwort kennt? Das Herz-Chakra hat eine sehr direkte Verbindung zur Seele. Es wird auch das „Tor zur Seele" genannt. Unsere Seele ist unsere direkte Verbindung zum göttlichen Urquell. Über unsere Seele sind wir angeschlossen an eine absolute Weisheit, bezogen auf unser Leben.

Eine Möglichkeit des Dialogs mit Ihrer Seele als Hilfe, um eine Entscheidung zu finden, ist: Legen Sie eine Hand auf Ihr Herz-Chakra in der Mitte der Brust und fragen Sie sich: „Ist dieser Weg ein Weg mit Herz?" Nehmen Sie dann die erste Antwort, die kommt.

Ein Weg mit Herz wird gelegentlich als weich, unmännlich, kraftlos, sentimental usw. bezeichnet. Das ist absolut nicht der Fall. Im Gegenteil: Der Weg des Herzens ist der kraftvollste Weg überhaupt, den wir gehen können. Es ist auch der Weg mit den größten persönlichen Herausforderungen. So sind Schuldzuweisung, Vorverurteilen, Abwerten oder das Verschanzen in einem spirituellen Elfenbeinturm meist viel einfacher, als wirklich an der Lösung dessen zu arbeiten, was uns im Außen gespiegelt wird, denn das erfordert, sich seinen Schattenseiten zu stellen. Das Verdrängen des eigenen Schattens bewirkt die Projektion auf andere Menschen. Diese sind dann die „Schlechten" oder „Bösen", der „Feind". Wenn wir nicht offen dafür sind, alles in uns zu begrüßen, das Licht wie auch den Schatten, dann ist das Universum festgefahren und nicht im Gleichgewicht und ein anderer muss diese Last des Ungleichgewichts tragen[21] (siehe dazu auch den Abschnitt *Integration von Schattenanteilen* in Kapitel 8).

Den Weltenspiegel verändern

Es gibt eine Ebene unseres Seins, auf der wir alle miteinander verbunden und eins sind. Diese Ebene ist immer vorhanden und wird nie verloren gehen. Diese Ebene ist in der geistig-spirituellen Sphäre sofort erfahrbar, weil es dort weder Zeit und Raum noch Polarität gibt. Auf der Erde, wo Zeit und Raum existieren, ist uns die Empfindung für das Einssein zunächst einmal abhandengekommen. Beim Singen der Selbstlaute aus den Chakras erfahren wir direkt, dass Polarität zunimmt, je tiefer wir mit dem Bewusstsein in Richtung Erde gehen. Umgekehrt verschwinden Zeit und Raum immer mehr, je höher wir mit dem Bewusstsein hinaufgehen. Analog werden die Töne zur Erde hin tiefer und nach oben zum Geist hin höher. Die große Leistung, die wir Menschen bewältigen, besteht darin, diese Spannung zwischen Einssein einerseits und Getrenntsein andererseits auszuhalten.

Die Zunahme der Polarität wird oft als schmerzliche Trennung erlebt. Traumatische, schmerzhafte Erfahrungen haben zudem im Laufe der Zeit dazu geführt, dass einengende Muster und Überzeugungen die Distanz zwischen den Menschen scheinbar immer größer werden ließen. Letztlich ist das Gefühl von Getrenntsein jedoch nur eine Täuschung, denn wir sind nach wie vor alle miteinander verbunden. Über unsere Chakras sind wir mit anderen Menschen von Chakra zu Chakra horizontal sehr eng verbunden. Über unser Wurzel-Chakra haben wir eine direkte und innige Verbindung zur Erde bis zum Erdmittelpunkt und über unser Kronen-Chakra sind wir mit der geistig-spirituellen Ebene verbunden. Mir persönlich gefällt der Begriff „Weltenseele" sehr gut, so wie ihn Paulo Coelho in seinem Buch *Der Alchimist* verwendet, um die gemeinsame Essenz der Schöpfung zu bezeichnen.[22] Unsere Chakras sind Verbindungsstellen, durch die unsere Seele und damit die Weltenseele in uns und durch uns wirkt.

Der Begriff „Weltenseele" umfasst für mich die Essenz der gesamten Schöpfung, während der Begriff „Seele" unsere eigene Seele bezeichnet, die direkt mit der Weltenseele verbunden ist. Der bewusste Zugang zu unserer eigenen Seele, auch „Höheres Selbst" genannt, ist meiner Erfahrung nach am einfachsten über das Kronen-Chakra in Verbindung mit dem Herz-Chakra herzustellen (siehe auch die entsprechenden Abschnitte zum *Kronen-Chakra* in Kapitel 3 und zum *Weg des Herzens* in Kapitel 5).

In Verbindung mit der Weltenseele können wir jedem Teil der Schöpfung unsere Fragen stellen. Meditatives Singen kann uns vorbereiten, um den Raum der Weltenseele zu betreten. Probieren Sie den Dialog mit der Erde aus, mit dem Planeten, der uns trägt, der uns nährt und aus dem heraus wir gewachsen sind. Fragen Sie auch meditativ einen Stein, eine Pflanze, ein Tier, einen Menschen, der vorübergeht, und nehmen Sie die erste Antwort, die kommt. Schreiben Sie sich diese Antwort auf. Schreiben Sie schnell und ohne nachzudenken. Wichtig ist, die allererste Antwort anzunehmen, ohne sie mit dem Verstand zu reflektieren. Wenn Sie das geschafft haben, können Sie noch weitere wichtige Informationen erhalten, die Sie ebenfalls aufschreiben sollten.

Durch den gemeinsamen Ursprung aus der Urquelle sind wir letztlich eins. Das führt dazu, dass alles, was wir im Außen sehen und erfahren, wir selbst sind, denn nichts ist wirklich von uns getrennt. Wir sind Teil des Einen und können damit immer nur uns selbst sehen. Man sagt auch, die Welt ist unser Spiegel, sie spiegelt uns unser Verhalten und unsere Gedanken wider. Sie kennen das sicher: Wenn man verliebt ist, lächelt man in die Welt und die ganze Welt lächelt zurück. Alles ist plötzlich in eine liebevolle Schwingung getaucht. Hat man sein Herz verschlossen und behandelt seine Mitmenschen kaltherzig und hartherzig, dann ruft das sofort die gleichen Anteile bei den Mitmenschen auf den Plan. Auf einmal scheinen alle Menschen, denen man begegnet, nur noch kaltherzig und hartherzig oder gar unbarmherzig zu sein.

Durch das Phänomen der Spiegelung „zwingen" wir praktisch unsere Mitmenschen, das zu zeigen und zu leben, was wir sind. Wir entscheiden, wie das Stück auf der Bühne ausgeht, ob es durch Festhalten und Starrheit in Drama und Krieg endet oder ob es ein lustiges erheiterndes Werk wird. Eine Komödie wird es in jedem Fall – zumindest aus der Distanz betrachtet.

So weit so gut. Wir alle wissen, dass dieser Spiegel einmal angenehm ist und auch einmal ausgesprochen unangenehm sein kann. Die Frage ist: Wie können wir kreativ damit umgehen? Können uns die Töne der Stimme dabei helfen?

Die Antwort ist: Ja. Wir können den Spiegel ändern. Wir sind die Schöpfer und die Akteure. Wenn es uns gelingt, die Chakras zu öffnen und den Fluss des Lebens durch uns hindurch wieder in Schwung zu bringen, dann verändert sich logischerweise auch sofort die äußere Spiegelung. Alles, was hilft, die Chakras zu öffnen und zu harmonisieren, bewirkt sofort eine Veränderung zum Positiven hin. Bewährt haben sich:

- alle Übungen, die das Herz-Chakra öffnen (*A* und *AUM* singen)
- die *Chakraflöte* durchsingen, wie im entsprechenden Kapitel beschrieben
- eine positive Grundeinstellung
- Meditation
- Weinen
- innehalten, pausieren, Abstand bekommen
- Aufenthalt in möglichst unberührter Natur
- Bewegung und Sport

Was mir immer geholfen hat, ist Singen bzw. Tönen. Ich mache es nicht immer, wenn es wichtig wäre – das ist menschlich. Aber immer, wenn ich es mache, geht es mir danach besser. Problematisch wird es, wenn wir so tief in unseren Begrenzungen gefangen sind, dass wir nicht einmal mehr die Klarheit haben, unsere eigenen Hilfsmittel anzuwenden. Schreiben Sie sich für einen solchen Fall beizeiten Ihre eigenen Methoden auf eine Karteikarte mit der Überschrift „Erste Hilfe“ und hängen Sie diese an einem gut sichtbaren Platz auf.

Solange Sie noch sprechen können, können Sie auch Töne singen. Singen Sie so oft wie möglich *Ahh* mit weit geöffnetem Mund. Fangen Sie an zu weinen, wenn Ihnen danach zumute ist. Singen Sie anschließend für Ihre verletzten inneren Anteile einen Ton, der Ihnen hilft, wieder mit dem Herz-Chakra verbunden zu werden. Dies wirkt erlösend und befreiend und wird als heilsame Ganzwerdung erlebt.

Weltenspiegel
Text: J. Sevenich

Wär die Welt ein Spiegel
Ich sähe mich darin
Ganz klar und ungeschminkt
Mit allem, was ich bin

Ich könnt meine Gedanken sehn
Ich säh meine Gefühle
Ich könnte meine Ängste sehn
Ich sähe meine Liebe

Alles, was ich seh, bin ich
Alles, was ich hör, bin ich
Alles, was ich erleb, bin ich
Alles, was mich berührt,
bin ich

Wär die Welt ein Spiegel
Ganz klar und ungeschminkt
Ich sähe stets die Wahrheit
In meiner eignen Welt

Der Spiegel wär mein Begleiter
Er wär mein Instrument
Um mich zu entwickeln
Bis mir das Bild gefällt

Freude bringt Freude zurück
Hass bringt Hass zurück
Verschenken bringt Geschenke
zurück
Liebe bringt Liebe zurück

Die Wahrheit anzusehen
Fällt nicht gerade leicht
Und doch ist sie das Einzige
Was meine Seele heilt

Wege zur Weltenseele

Erfahrungsgemäß gibt es in uns viele täuschende Stimmen, die nicht dem klaren Weg des Herzens entsprechen. Diese plappern einmal mehr, einmal weniger munter drauf los und führen zur Verunsicherung bis hin zur Verwirrung. Nachfolgend ist eine Reihe von Techniken aufgelistet, die in uns einen trennscharfen Empfang ermöglichen sollen, so wie man es sich von einem guten Radioempfänger wünscht. Eine Anmerkung ist noch wichtig: Die Antworten der Weltenseele oder des Herzzentrums gelten erst einmal nur für den Moment. Sie entspringen der Weisheit des Augenblicks. Ein neuer Tag hat auch neue Antworten. Fragen Sie deshalb immer wieder neu und losgelöst von bisherigen Antworten.

1. Bei Fragen an die Seele oder die Weltenseele die erste Antwort nehmen, die kommt. Der zweifelnde Verstand braucht etwas Zeit, um seine Antwort zu präsentieren, die Weltenseele nicht. Diesen Zeitvorsprung können Sie nutzen, um inneren Widerständen zuvorzukommen.
2. Für den direkten Kontakt zu Seele möglichst weit mit dem Bewusstsein hinaufgehen. Gehen Sie so weit über das Kronen-Chakra an der höchsten Stelle des Kopfes nach oben hinaus, wie Sie von der Erde getragen werden. Vorher gut erden (tiefes *U* singen.)
3. Am Anfang nur geschlossene Fragen stellen, die mit *Ja* oder *Nein* zu beantworten sind.
4. Vertrauen gewinnen, indem Sie mit einfachen Problemstellungen beginnen und die großen Lebensfragen erst später stellen.
5. Sich von der eigenen Seele einen Namen geben lassen. Das ist eine alte indianische Technik. Sie dürfen diesen Namen nie einem anderen Menschen mitteilen.
6. Das Herzzentrum in der Mitte der Brust befragen: „Herzzentrum, was sagst du dazu?“ oder „Ist das der Weg des Herzens?“ Das Herz-Chakra ist das Tor zur Seele und mit der Seele einer Meinung. Was leicht und froh von der Hand geht, ist mit dem Herzen verbunden.
7. Auf Signale des Körpers achten: Die bewusste Kontaktaufnahme mit der Seele ist oft körperlich zu spüren.
8. Treffen Sie Bauchentscheidungen. Der richtige Weg wird von einem beruhigenden Grundgefühl im Solarplexus-Chakra und Hara-Chakra begleitet. Achten Sie in verschiedenen Situationen immer wieder auf die Bauchgefühle, damit Sie lernen, das gute Grundgefühl von Ängsten, inneren Widerständen und Zweifeln zu unterscheiden, denn diese treten umso energischer auf, je mehr wir unseren Weg des Herzens gehen.

9. Bäume helfen Botschaften zu entschlüsseln. Einen Baum fragen und auch hier wieder die erste Antwort nehmen, die kommt.

Wir werden immer und in jedem Moment von unserer Seele geführt, und sie lässt nichts unversucht, uns auf unseren Weg des Herzens zu leiten. Selbst wenn wir jahrelang gegen die Wand rennen, wird sie geduldig auf die Momente warten, in denen wir innehalten und beginnen, auf ihre weise Stimme zu lauschen. Ich bin immer wieder erneut überrascht und berührt, wenn ich trotz heftiger innerer Zweifel auf die Stimme meiner Seele höre und es sich dann herausstellt, dass meine Seele offensichtlich in die Zukunft schauen konnte, weil Entwicklungen im Außen eintraten, die den Vorschlag der Seele im Nachhinein als absolut richtig bestätigten.

Glück und Lust

Durch das Experimentieren mit Gesang im Rahmen des Chakra-Vokal-Ensembles haben wir viele Erkenntnisse gewonnen. Einmal stellten wir uns die Frage, wie denn wohl Glück klingen mag. Nach einigem Probieren kam die klare Erkenntnis, dass der Glücksklang im Kronen-Chakra schwingt. Diese Erfahrung konnte auch im Rahmen von Seminaren mit anderen Teilnehmern gemacht werden. Erstaunlich ist, dass es stets der gleiche Klang, das gleiche Kichern ist, das entsteht, wenn wir den Glücksklang anstimmen. Glück enthält ein kosmisches Kichern. Dabei passiert es regelmäßig, dass ein Gefühl von totalem Angeschlossensein und Aufgehobensein die Mitwirkenden erfasst und mitunter sich alle minutenlang herzhaft vor Lachen schütteln.

Glück stellt sich offensichtlich dann ein, wenn wir über unser Kronen-Chakra mit dem großen Ganzen, mit der gesamten Schöpfung verbunden sind. Für Glück ist nichts Besonderes zu leisten. Schon ein besinnlicher Spaziergang in der Natur kann diese Öffnung für das Glück bewirken.

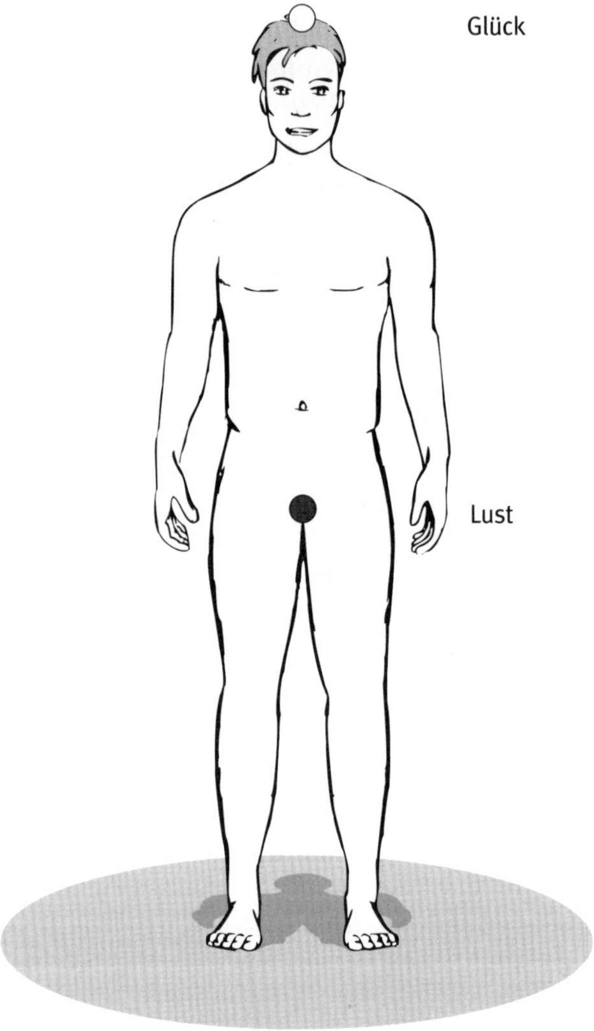

Abb. 14: Glück im Kronen-Chakra und Lust im Wurzel-Chakra

Es war naheliegend, dass wir auch nach dem Lustklang suchten und diesen im Wurzel-Chakra fanden. Der Lustklang beginnt im Wurzel-Chakra und hat dann die Tendenz, von unten her, aus dem Wurzel-Chakra beginnend, orgiastisch in die oberen Chakras aufzusteigen. Lust beginnt im Becken und kann dann nach und nach den ganzen Körper und alle Chakras erfassen. Damit war auch die Brücke zum Tantra gebaut. Eine Definition von Tantra ist die Verbindung von Sexualität und Spiritualität – mit anderen Worten also die Verbindung von Lust und Glück. Viele tantrische Techniken basieren genau auf dem Prinzip der *Chakraflöte*, indem zuerst die archaische Energie, aus dem Wurzel-Chakra als Basis beginnend, aufgebaut wird. Sobald die Energie des ersten Chakras hochsteigt und wie ein volles Gefäß überläuft, wird sie mithilfe des Atems und mit Tönen Chakra für Chakra nach oben transportiert und transformiert. Wenn dies gelingt und schließlich die Energie über das Kronen-Chakra nach oben hin zum Kosmos strömt, stellen sich umfassende Glückseligkeit und Wonne ein. Dieses Hochsteigen der Energie aus dem Becken über die Chakras wird auch als das „Aufsteigen der Kundalini-Energie“ bezeichnet.

Übung:

Singen Sie die *Chakraflöte* von unten nach oben durch, wie in Kapitel 4 beschrieben. Nach dem *M* im Kronen-Chakra singen Sie dort den Glücksklang. Anschließend gehen Sie wieder die Flöte herunter bis zum Ausgangspunkt im Wurzel-Chakra und singen von dort den Lustklang.

Wenn Glück und Lust mit der Liebe des Herzens verschmelzen, entsteht Glückseligkeit. Glückseligkeit ist Verschmelzung durch innere Ekstase. Sie wird vorbereitet z. B. durch die Verbindung der Chakra-Energien mithilfe von Gesang, Atemtechniken oder Sexualität. Sie wird auch das Element der Leere genannt. Diese Leere stellt sich ein, wenn die Chakras sehr weit geöffnet und intensiv mit der Liebe des Herz-Chakras verbunden sind.

Diese Erfahrung ist sowohl allein als auch zusammen mit einem

Partner zu erreichen. Im Zusammenhang mit Sexualität und Ekstase zeigt es sich immer wieder, dass gerade durch den Einsatz unserer Stimme die Energiebewegungen innerhalb des Körpers gezielt gelenkt und verstärkt werden können. Das Gleiche gilt für orgiastische Erfahrungen, die mithilfe von Stimme in ihrer Intensität und Dauer positiv erweiterbar sind. Das Hochsteigen der Kundalini-Energie aus dem Becken nach oben kann durch glissandierende Töne effektvoll aktiviert werden. Sie fangen beispielsweise mit einem tiefen *Mhh* an zu tönen und lassen den Ton im Körper von unten nach oben laufen, wobei Sie gleichzeitig die Tonhöhe kontinuierlich nach oben hin erhöhen. Wenn Sie den höchsten Ton erreicht haben, lassen Sie den Ton wieder nach unten hin absteigen. Der Energiefluss fließt beim Hochsteigen über den Rücken und die Wirbelsäule nach oben und auf der Vorderseite des Körpers wieder nach unten. Somit erhalten Sie einen Kreislauf, den Sie mithilfe der Töne ins Fließen bringen. Generell gilt: Ein aufwärts gerichtetes Hochsteigen des Tons und der Tonhöhe bringt auch die Energie nach oben. Ein abwärts gerichtetes Absteigen des Tons und der Tonhöhe bringt die Energie nach unten zur Erde hin. Probieren Sie neben *Mhh* auch *HANG* und andere selbst erfundene Lautmalereien.

Wenn Sie bewusst Ihre Chakras aktivieren, kann es sein, dass Sie plötzlich zum ersten Mal das Erlebnis des „Durchschaltens“ erfahren, bei dem Sie mit allen Chakras verschmelzen und ein gewaltiger Energiestrom durch Ihren Körper und die Chakras schießt. Dieses Erlebnis des „Durchschaltens“ der Chakras ist sehr beeindruckend und unbeschreiblich. Lassen Sie es geschehen und geben Sie sich dieser Erfahrung hin.

Wichtig:

Versuchen Sie bitte nie, dieses Durchschalten zu erzwingen – auch gerade, nachdem Sie es erfahren haben. Es ist eine Erfahrung, die in erster Linie durch Loslassen, durch eine absichtslose Haltung zu erreichen ist. Sie wird sich irgendwann (wieder) einstellen, wenn Sie beständig und ausdauernd an der Öffnung und Harmonisierung Ihrer Chakras arbeiten.

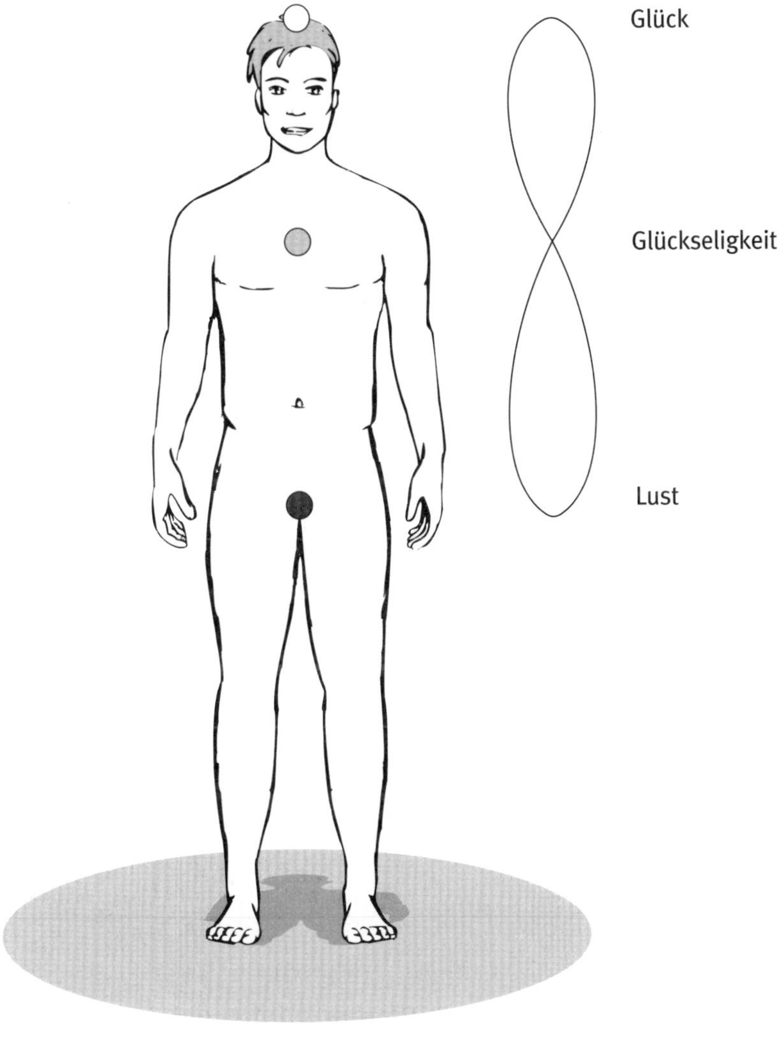

Abb. 15: Glückseligkeit durch Verschmelzung von Lust und Glück mit der Liebe des Herz-Chakras

Übung:

Singen Sie zuerst die *Chakraflöte* durch bis zum Kronen-Chakra, dann singen Sie den Lustklang aus dem Wurzel-Chakra und anschließend den Glücksklang im Kronen-Chakra. Anschließend gehen Sie mit dem Bewusstsein in Ihr Herz-Chakra und verbinden aus dem Herzen heraus Wurzel-Chakra und Kronen-Chakra mithilfe spontan gesungener Töne.

6. Chakra-Kreisläufe

Die Beschäftigung mit den Chakras hilft verstehen, wie wir Menschen in unserem Leben Dinge und Ergebnisse realisieren. Mithilfe der Chakras ist es möglich, das Bewusstsein dafür zu schärfen, was eigentlich passiert, wenn wir etwas in unserem Leben bewirken möchten.

Der Energie- und Informationsfluss, der durch uns Menschen hindurchströmt, hat zwei Pole. Der obere Pol dieses Flusses ist der Geist, der untere Pol die Materie. Zwischen beiden Polen gibt es unablässig einen absteigenden und einen aufsteigenden Energie- und Informationsstrom. Der Geist verdichtet sich von oben herab zur Erde in unseren Chakras zu einem konkreten Ergebnis. Ich nenne diesen Informations- und Energiefluss den „Pfad der Realisation". Er wird auch der „magische Pfad" genannt. Die Bewegung von oben nach unten ist nur die halbe Phase einer fortlaufenden Spiralbewegung. Die zweite Phase ist der vom konkreten Ergebnis ausgehende, von der Erde nach oben hin gerichtete Informations- und Energiefluss. Ich nenne ihn den „Pfad der Erkenntnis". Er wird auch der „mystische Pfad" genannt.

Der von oben nach unten zur Erde hin orientierte Fluss bewirkt Realisation, also die Umsetzung von Visionen, Gedanken und Vorstellungen in konkrete, fassbare Ergebnisse. Der Vorgang der Realisation von Visionen ist tatsächlich eine Schwingungstransformation von Schwingungen hoher Frequenz in Schwingungen niedrigerer Frequenz. Diese Transformation geschieht in unseren Chakras. Sie können sich diese Transformation wie eine Verdichtung vorstellen. Aus flüchtigen Gedanken werden hörbare Worte. Aus Worten entsteht konkrete Handlung, z. B. als dauerhafte Schrift. Ein schriftlicher Plan kann weiter verdichtet werden zu einem konkreten Objekt.

Der von unten nach oben hin zum Kosmos orientierte Energie- und Informationsfluss bewirkt Erkenntnis. Dieser Energiefluss ist sozusagen eine Rückmeldung von der Materie an den Geist. Auch dieser Fluss wird über die Chakras nach oben transformiert. In der Meditation können wir uns bewusst an diesen Energiefluss nach oben hin anschließen. Auch wenn wir das Göttliche um etwas bitten, also beten, beschreiten wir diesen Weg. Auf den nächsten Seiten werden die einzelnen Ebenen von Realisation und Erkenntnis näher erläutert. Es wird gezeigt, wie wir aus der Beobachtung unseres alltäglichen Handelns in Verbindung mit den Chakras praktische Anwendungen entwickeln können.

Der Realisationspfad

In diesem Abschnitt geht es um die Frage: Was sind Visionen? In welchem Zusammenhang stehen Visionen zur Realisierung eines Projekts? Warum werden Ziele definiert? Wie kann das Wissen über die Chakras helfen, Projekte zu realisieren?

Visionen können plötzliche Eingebungen sein oder sie entwickeln sich im Laufe der Zeit. Für mich sind es Geschenke, die dem größeren Ganzen entspringen, Eingebungen, die uns die Weltenseele schenkt. Bei Künstlern sagt man, sie werden von der Muse geküsst. Visionäre Erfahrungen werden gefördert durch Meditation, Naturerfahrungen und allgemein durch eine Öffnung des Kronen-Chakras nach oben und von oben.

Das Besondere an der Vision ist, dass sie bereits das Ergebnis sieht. Sie kennt bereits das Resultat. Zwischen der Vision und der Realisierung des Ergebnisses liegen dann noch viele Zwischenschritte

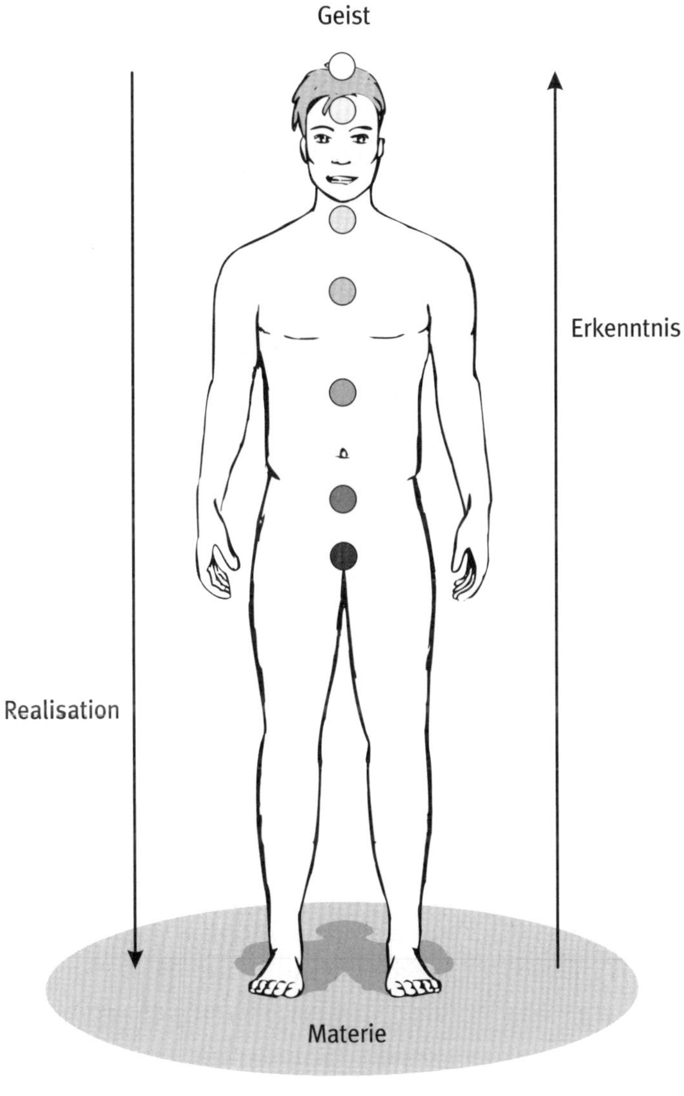

Abb. 16: Realisation und Erkenntnis

mit vielen Einzelaufgaben, die erst zu lösen sind, bis schließlich am Ende des Realisationspfades das konkrete realisierte Ergebnis steht. Die Vision kennt zwar das Resultat, ist den Weg dorthin aber noch nicht selbst gegangen.

Im Stadium des rein Visionären sehe ich zwar das Ergebnis, und doch ist es nur eine Fata Morgana, weil ich mich noch im rein geistigen Raum befinde. Erst wenn ich aus der Stufe der Vision heraus den Entschluss fasse, wirklich den Weg der Realisierung zu beschreiten, und bereit bin, den erforderlichen Einsatz zu investieren, kristallisiert sich die Fata Morgana langsam Schritt für Schritt zu einem konkreten Ergebnis.

Die Verbindung zwischen der Vision und dem Ergebnis ist anfangs eine riesige Distanz, die wir überbrücken und über die ganze Zeit der schrittweisen Realisierung auf dem Realisationspfad halten müssen. Wir können diese Verbindung zwischen der Vision und dem Ergebnis in der Zwischenzeit halten, indem wir uns ein Ziel setzen. Das Ziel ist der Kompass, der uns immer wieder die Richtung zeigt, auch wenn sie in der Hektik des Alltags einmal verloren geht. Es ist deshalb sinnvoll, das Ziel möglichst genau und klar definiert aufzuschreiben. Gut ausformulierte Ziele geben Kraft und Halt!

Eine enorme Hilfe auf dem Weg der Realisation kann es sein, wenn man weiß, auf welcher Ebene man sich gerade mit einem aktuellen Projekt befindet. Unsere Chakras geben uns auch hier ein Hilfsmittel an die Hand, mit dem wir in der Lage sind, diese Ebenen zu ermitteln. Mit Gesang können wir dazu wirksame Hilfestellung geben, um unsere eigenen Widerstände, die uns auf dem Weg zur konkreten Realisierung gespiegelt werden, in positive Energie zu wandeln.

Der Sinn jeder Realisation liegt in der Erkenntnis, die wir für uns und das große Ganze daraus gewinnen. Wenn wir uns aufmachen, etwas zu verwirklichen, dann begeben wir uns auf den Weg zu eigener Erkenntnis und Läuterung, denn auf jedem Weg werden wir uns selbst begegnen mit all unseren inneren Widerständen und Panzerungen. Ein genau definiertes Ziel hilft uns dann weiterzugehen. Wenn wir den Weg mit allen seinen Herausforderungen nutzen, um daran zu wachsen, dann wird der Weg selbst zum Ziel. Eine Reise beginnt mit dem ersten Schritt aus der Tür hinaus. Nur wer diesen ersten Schritt unternimmt und das Wagnis auf sich nimmt, den Weg selbst zu gehen, kann auch selbst ankommen und darüber reifen.

Im Abschnitt *Schöpferischer Gesang* in Kapitel 4 wurde der Realisationspfad bereits kurz beschrieben. Auf den nächsten Seiten wird das Thema weiter vertieft und mit praktischen Beispielen ergänzt.

Schauen wir uns einmal die einzelnen Stufen des Realisationspfades an.

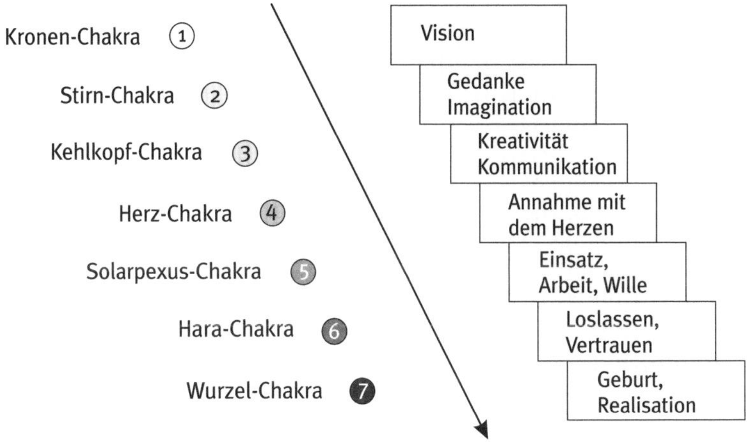

Abb. 17: Der Realisationspfad

Jeder einzelne Schritt des Realisationspfades ist gleich wichtig. Nachfolgend werden die einzelnen Chakra-Ebenen ausführlicher beschrieben.

Die Öffnung und Verbindung zum oberen geistigen Pol, zu den geistig-spirituellen Aspekten unseres Lebens, erfolgt über unser Kronen-Chakra oben am Scheitel. Diese Öffnung zeigt sich unter anderem in Visionen und glücklichen Momenten des Einsseins mit der gesamten Schöpfung. In der Mitte der Stirn sitzt das Stirn-Chakra. Unsere Visionen und Eingebungen werden hier verdichtet zu Intellekt und Intuition, zu Gedanken, Vorstellungen und inneren

Bildern. Im Kehlkopf-Chakra am Hals werden unsere Ideen und inneren Bilder umgesetzt in sprachlichen und kreativen Ausdruck. In der Mitte der Brust, auf Höhe des Herzens, beginnt mit dem Herz-Chakra konkrete Handlung. In Verbindung mit unserem Herzen ist sie von Mitgefühl und Liebe durchwirkt. Im Solarplexus-Chakra kommt konkrete Arbeit hinzu. Wir fangen an, unsere Macht, Dinge zu bewirken, einzusetzen. Idealerweise sind wir mit Begeisterung bei der Sache. Unterhalb des Bauchnabels sitzt das Harazentrum. Dies ist das Chakra der konkreten Umsetzung. Hier können wir lernen, vertrauensvoll loszulassen, weil wir alles Erforderliche bereits auf den Ebenen zuvor getan haben. Wir geben lediglich noch Hilfestellung zur Geburt. Diese findet in unserem Wurzel-Chakra statt. Das Wurzel-Chakra sitzt am Damm und öffnet sich nach unten hin zur Erde. Es ist unser Zentrum der konkreten Realisation, der Geburt von etwas Neuem.

Visionen empfangen im Kronen-Chakra

Die Vision erhalten wir über das Kronen-Chakra von oben. Hierzu gehören auch Fragen wie: Was ist meine Lebensaufgabe, was ist der Sinn meines Lebens? Wo komme ich her, wo gehe ich hin? Über das Kronen-Chakra wie auch über unser Herz-Chakra haben wir Zugang zu unserer Seele und zu einer Ebene unseres Selbst, die jenseits von Zeit und Raum existiert. Hier können wir Antworten und Anweisungen finden, die uns auf dem Weg zu uns selbst weiterbringen. In Kapitel 5, *Der Weg des Herzens*, wurden bereits Methoden beschrieben, um diese Kommunikation zu erleichtern.

Fragen zu dieser Ebene:

- Was ist meine Vision?
- Was ist mein heiliger Traum?
- Wie kann ich anderen Menschen von Nutzen sein?

Speziell zur Frage „Wo komme ich her und wo gehe ich hin?“ kann auch die Astrologie über die Mondknotenstellung sehr klare Antworten geben. Die Antwort dazu steht unter anderem im Taschenbuch *Wo kommst du her, wo gehst du hin?* von Sitara Mittag.[23] Die Mondknoten lassen uns Wahrheiten über uns erkennen, die gar nicht so einfach zu ertragen sind. Denn der eigenen Wahrheit ins Gesicht zu sehen ist mit das Schwerste, was es für uns Menschen gibt.

Von der Vision zur Imagination im Stirn-Chakra

Wenn die Vision erkannt wird und sich in klaren Bildern und Vorstellungen zeigt, ist die Ebene des Stirn-Chakras erreicht. Die Vision verdichtet sich zu inneren Gedanken und Bildern. Aus visionären Ideen reift eine Absicht heran.

Auf dieser Ebene fangen wir an zu recherchieren und weitere Informationen zu sammeln. Wir entwickeln innere Bilder der Vorgehensweise. Wir prüfen mit dem Verstand die Rahmenbedingungen und unsere Ressourcen.

Fragen auf dieser Ebene:

- Was ist meine Idee?
- Was ist meine Absicht?
- Was kann ich anderen geben?

Kreativer Ausdruck im Kehlkopf-Chakra

Auf der Ebene des Kehlkopf-Chakras kommunizieren wir mit uns selbst, zeichnen Pläne und Entwürfe, erstellen ein Modell. Wir sind kreativ, recherchieren weiter und stellen Fachleuten und anderen Menschen Fragen. Wir kommunizieren mit engsten Vertrauten und Mitarbeitern über unsere Idee.

Fragen auf dieser Ebene:

- Wie kann ich die Idee praktisch umsetzen?
- Welche verschiedenen Möglichkeiten gibt es?
- Wer hat damit schon Erfahrungen gesammelt?

Annehmen im Herz-Chakra

Wenn unsere Absicht mit dem Herzen verbunden ist, dann erfüllt sie uns mit Freude. Die erforderliche Arbeit verrichten wir gerne und mit einer tiefen inneren Erfüllung (siehe dazu auch Kapitel 5, *Der Weg des Herzens*).

Fragen auf dieser Ebene:

- Dient es dem großen Ganzen?
- Ist es der Weg des Herzens?
- Wie geht es leicht?

Wille und Einsatz im Solarplexus

Im Solarplexus entwickeln wir unseren Willen. Wenn Sie etwas erreichen möchten, dann ist dazu Willensstärke erforderlich. Wenn Sie Ihr Ziel erreicht haben, dann hatten Sie auf dem Realisationspfad zumindest einen kurzen Moment von absoluter Willensstärke. Ohne absoluten Willen geht es nicht. Ohne absoluten Willen versinken wir in unerledigtem Chaos. Der absolute Wille ist eine feurige, durchdringende Kraft, wie ein Widder, die vorantreibt, eine Frühlingskraft, die erforderlich ist, damit das Leben weitergeht. Pflanzen brauchen diese Kraft, wenn sie im Frühjahr durch die Erde stoßen und erblühen möchten. Ohne diese Kraft gäbe es auf der Erde kein Leben. Es ist der absolute Wille, zu wachsen und zu erblühen. Wenn Sie mit einem Zug fahren möchten, der um 7.38 Uhr fährt, dann ist auch dafür ein Stück absoluter Wille erforderlich, damit Sie genau diesen Zug pünktlich erreichen. Dem absoluten Willen geht eine klare Absicht und Vorstellung des Zieles voraus. Diese wird im Stirn-Chakra erzeugt und während der gesamten Phase des Realisationspfades gehalten.

Aus dem Willen heraus verrichten wir die konkrete Arbeit. Wir krempeln die Ärmel hoch und setzen den kreativen Entwurf mithilfe unseres Willens um. Maschinen werden bedient, Software wird geschrieben, ein Rohling wird bearbeitet. Ein Haus wird Stein auf Stein errichtet, ein Buch Seite für Seite geschrieben.

Fragen auf dieser Ebene:

- Habe ich absoluten Willen zur Realisation entwickelt?
- Wie bringe ich Begeisterung in meine Arbeit?
- Habe ich alles Erforderliche getan?

Solange Sie die letzte Frage mit „Nein“ beantworten, sind weitere Arbeit und weiterer Einsatz erforderlich. Wenn Sie ein klares und abschließendes „Ja“ erhalten, haben Sie die nächste Ebene, das Hara-Chakra, erreicht.

Loslassen im Hara-Chakra

Wenn alles getan ist, was zu tun erforderlich war, erreichen wir die Phase des Loslassens und Innehaltens. Der Punkt des Loslassens erfordert feines Gespür für den richtigen Moment, das richtige Timing. Zu frühes Loslassen bedeutet Aufgeben. Zu spätes Loslassen bedeutet Zerstörung des Aufgebauten. Das ist wie bei der Ernte: Geerntet wird eine Frucht, wenn sie die erforderliche Reife erlangt hat. Es ist weder gut, zu früh zu ernten, noch ist es gut, zu spät zu ernten. Kuchenbacken ist ein weiteres gutes Beispiel für Loslassen, Hingabe und Vertrauen: Wenn wir den Kuchen in den Backofen schieben, müssen wir die Ofentür schließen und den Kuchen vertrauensvoll an den Ofen abgeben. Wenn wir uns darüber hinaus ungeduldig um den Kuchen kümmern, die Ofentür zu früh öffnen oder den Teig weiter rühren, würden wir damit verhindern, dass der Kuchen gelingt.

Die Ebene des Hara-Chakras hat viel mit Reife zu tun.

Fragen auf dieser Ebene:

- Was habe ich jetzt zu tun, um reif zu werden für …?
- Was sollte ich unterlassen, um reif zu werden für …?
- Wie kann ich das Resultat meiner Arbeit abgeben und loslassen?

Loslassen und Vertrauen sind enorm wichtig, weil dies einen Raum öffnet für das Wirken der göttlichen Führung und Fügung. Nachdem wir alles getan haben, was zu tun wichtig war, dürfen wir erst einmal loslassen. Dieses Loslassen in Demut bewirkt, dass wir damit unser Projekt dem größeren Ganzen überantworten. Sollte unser Ziel trotz aller Vorsicht nicht mit dem Herzen verbunden oder zwischenzeitlich nicht mehr wichtig sein, dann ist es besser für uns und die Welt, wenn es nicht realisiert wird.

> **Bedenke: Nicht zu bekommen,**
> **was man will, ist manchmal**
> **ein großer Glücksfall.**
>
> Dalai Lama

Genauso gut kann es möglich sein, dass wir zu bescheiden waren und uns von eigenen Widerständen abbremsen ließen. Dann kann es sein, dass wir durch das Loslassen reicher und umfassender beschenkt werden, als wir uns das mit unserer begrenzten Sichtweise vorstellen konnten. Das Loslassen baut sozusagen eine Korrekturschnittstelle für die göttliche Führung und Fügung ein, der wir uns vertrauensvoll hingeben dürfen und die wir auch genießen sollten.

Geburt im Wurzel-Chakra

Geburt findet erst dann statt, wenn man die erforderliche Reife auf den vorhergehenden Ebenen erlangt hat. Geburt ist Geburtshilfe, Realisation, Aufatmen. Es ist geschafft! Wir haben Grund zum Feiern.

Fragen zu dieser Ebene:

- Was ist bei der Geburt zu beachten?
- Wie können wir den Raum für die Geburt herrichten?
- Wie können wir den Raum für die Geburt energetisch stabilisieren und halten?

Vision	Gedanke Imagination	Kreativität Kommunikation	Annahme mit dem Herzen	Einsatz Arbeit	Loslassen Vertrauen	Geburt Realisation
Kronen-Chakra violett	Stirn-Chakra indigoblau	Kehlkopf-Chakra hellblau	Herz-Chakra grün	Solarplexus-Chakra, gelb	Hara-Chakra orange	Wurzel-Chakra rot

In den Spalten 2-6 die einzelnen Schritte abhaken oder farbig ausmalen

Tabelle 2: Pfad der Realisation

Die einzelnen Abschnitte des Realisationspfades können Sie sich für Ihre Projekte in einer Tabelle anschaulich darstellen. Jede erreichte Ebene kann z. B. in der Farbe des zugehörigen Chakras farblich markiert werden und Sie erhalten damit eine schnelle Übersicht, auf welcher Ebene sich Ihre einzelnen Projekte gerade befinden.

Pfad der Erkenntnis

Der Pfad der Realisation ist nur der halbe Weg. Erst durch den Weg zurück von der Materie zum Geist wird der Weg komplett. Es gab Zeiten in meinem Leben, wo ich diese Gesetzmäßigkeit nicht beachtet habe und nach dem Erreichen eines Ziels sofort wieder zur Tagesordnung übergegangen bin. Die Folge war, dass ich danach regelmäßig in ein tiefes Loch gefallen bin. Ich selbst hatte mich um die Freuden und Erkenntnisse meines Erfolges gebracht. Nehmen Sie das Erreichte dankbar als Geschenk an und gehen Sie damit wieder bewusst durch alle Ebenen der Chakras, diesmal von unten nach oben. Schauen wir uns einmal die einzelnen Ebenen des Erkenntnispfades an.

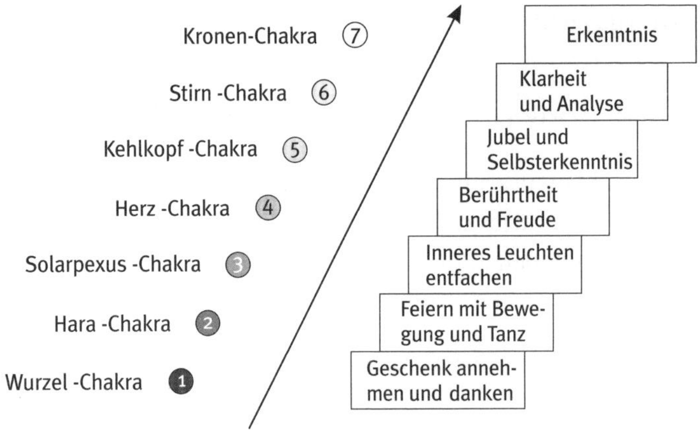

Abb. 18: Der Erkenntnispfad

Die Zeit, die Sie benötigen, um die einzelnen Ebenen des Erkenntnispfades von unten nach oben zu durchlaufen, kann individuell sehr stark variieren, von einer halben Stunde bis zu mehreren Tagen. In jedem Fall sollten Sie die einzelnen Schritte angemessen würdigen. Sie erreichen so einen vollständigen Zyklus von Vision, Realisation und Erkenntnis und bringen einen sich selbst verstärkenden Energiekreislauf in Gang.

Übrigens feiern erfolgreiche Vertriebsabteilungen und Sportler auch ihre Erfolge mit ausgelassenem Jubel und einer Party. Die anschließende Analyse, um herauszufinden, was man verbessern kann, ist ebenfalls üblich. Ein meist monatliches Meeting dient der gemeinsamen Würdigung des Erreichten und ist der Start eines neuen Zyklus. Falls Sie es nicht sowieso schon so handhaben – machen Sie es wie die Profis. Fügen Sie auf jeden Fall noch Dank und Erkenntnis hinzu. In dem Bewusstsein, dass Sie damit dem großen Ganzen dienen, verbunden mit der Kraft des Herzens, wird es Ihnen gelingen, Ihr Ego auf dem Teppich zu halten. Ihre Erfolge bekommen damit eine äußerst solide und tragfähige Basis, die Sie in unbegrenzte Höhen tragen kann und die Sie auch in schwierigen Zeiten sicher ans Ziel bringt. Jeder Schritt des Erkenntnispfades ist gleich wichtig. Genießen Sie jeden einzelnen Schritt und jede einzelne Phase. Nachfolgend werden die Chakra-Ebenen des Erkenntnispfades genauer beschrieben.

Das Geschenk annehmen im Wurzel-Chakra

Nehmen Sie bewusst das realisierte Geschenk als Erfolg an und danken Sie dafür, dass die universellen Kräfte Sie bei der Realisation unterstützt haben.

Feiern mit Bewegung und Tanz im Hara-Chakra

Tanzen Sie, hüpfen Sie im Zimmer oder dort, wo Sie gerade sind, umher und tanzen Sie. Tanzen Sie aus Dank und Freude über das Erreichte. Gehen Sie in eine Disko tanzen. Hören Sie ggf. Musik, die Sie sofort zum Tanzen animiert.

Inneres Leuchten entfachen im Solarplexus-Chakra

Spüren Sie, wie durch den Erfolgstanz die Energie hochsteigt in Ihr Solarplexus-Chakra, und entfachen Sie damit Ihr inneres Feuer neu. Damit bekommt es Brennmaterial für die nächsten Aufgaben, die auf Sie zukommen.

Freude und Dank im Herz-Chakra

Lassen Sie Ihr Herz-Chakra von der Freude und dem Dank berühren. Weinen Sie vor Freude.

Fragen auf dieser Ebene:

- Welchen Menschen habe ich für meinen Erfolg zu danken?
- Wie kann ich andere an meiner Freude und an meinem Erfolg teilhaben lassen?

Jubilieren und kreative Selbsterkenntnis im Kehlkopf-Chakra

Jubilieren und singen Sie. Geben Sie der Freude Ausdruck. Ziehen Sie ein erstes Fazit.

Fragen auf dieser Ebene:

- Was hat mir das Realisierte gebracht?
- Was habe ich dabei gelernt?
- Welche neuen kreativen Samen keimen bereits?

Klarheit und Selbstbewusstsein im Stirn-Chakra

Nachdem Sie auf den Ebenen zuvor den Körper und die Gefühle von der Energie des Erfolges und des Danks durchströmen ließen, wird sich auch Ihr Bewusstsein durch das Realisierte verändern. Intuition und Intellekt werden gestärkt, ebenso Ihr Selbstbewusstsein.

Geschenk dankbar annehmen	Bewegung Tanz	Inneres Leuchten	Freude Berührtheit	Jubel, Selbsterkenntnis	Klarheit Analyse	Erkenntnis
Wurzel-Chakra rot	Hara-Chakra orange	Solarplexus-Chakra, gelb	Herz-Chakra grün	Kehlkopf-Chakra hellblau	Stirn-Chakra indigoblau	Kronen-Chakra violett

In den Spalten 2-6 die einzelnen Schritte abhaken oder farbig ausmalen

Tabelle 3: Pfad der Erkenntnis

Sie sollten bewusst ein Fazit ziehen und analysieren, was Sie beim nächsten Mal verbessern werden.

Frage auf dieser Ebene:

- Was werde ich beim nächsten Mal besser machen?

Erkenntnis im Kronen-Chakra

Jede Realisation birgt in sich eine wertvolle Erkenntnis für Sie selbst und für das große Ganze. Forschen Sie nach der Erkenntnis! Damit schließt sich der Kreis und Sie haben freie Kräfte für neue Projekte. Geben Sie bewusst auch die Erkenntnis über das Kronen-Chakra nach oben hin ab. Ein Baum kann Ihnen dabei helfen.

Frage auf dieser Ebene:

- Welche Erkenntnis gewinne ich aus dem Realisierten für mich und das große Ganze?

Die einzelnen Abschnitte des Erkenntnispfades können Sie sich für Ihre Projekte in einer Tabelle anschaulich darstellen. Jede erreichte Ebene kann z. B. in der Farbe des zugehörigen Chakras farblich markiert werden und Sie erhalten damit eine schnelle Übersicht, auf welcher Ebene Sie sich gerade befinden.

Krise und Scheitern

Wir werden im Leben immer wieder mit Krisen konfrontiert. Auch jeder Realisationsprozess beinhaltet in sich die Möglichkeit des Scheiterns. Manchmal steht uns in einer solchen Situation kein erfahrener Begleiter zur Verfügung und dann ist es gut, wenn wir die Mechanismen hinter der Krise kennen. Scheitern in diesem Sinne ist nicht zu verwechseln mit Flucht oder Vermeidung. Scheitern setzt voraus, dass alles in unserer Macht Stehende getan wurde, dass wir uns wirklich eingesetzt und alles gegeben haben. Das

Scheitern wird üblicherweise in unserer Kultur als etwas Negatives angesehen, etwas, das nicht passieren darf. Scheitern trotz aller Anstrengungen ist jedoch ein äußerst positiver Vorgang. Scheitern beinhaltet einen wichtigen Lernprozess für unsere Weiterentwicklung. Was scheitert, ist nie unsere Seele, unser wahrer Wesenskern. Es sind Ich-Strukturen, die scheitern. Im Vorgang des Scheiterns wird ein Loch wahrnehmbar, eine Leere, weil alte Selbstbilder zusammenbrechen. Im Moment des Scheiterns, da, wo alles zu Staub und zu Asche zerfällt, gibt es keine Konzepte mehr. Nichts ist mehr da, an das sich unser Ich noch klammern könnte. Scheitern wird als riesige Bedrohung erlebt. Todesängste können wachgerufen werden und in der Tat ist es wie ein wirkliches Sterben. Wir können dem nicht entkommen. Unsere Seele will, dass wir reifen und wachsen, und dafür müssen Ich-Strukturen, müssen Teile des Egos immer wieder sterben. In unserer Gesellschaft wird Scheitern häufig erlebt in den Beziehungen zwischen Mann und Frau und im Bereich des Arbeitslebens.

Die Kunst des Scheiterns besteht darin, ihm zuzustimmen und nicht vor der Bedrohung fortzulaufen. Wenn wir dableiben und zustimmen, wird das Scheitern die Geburtsstunde von etwas Neuem und Reiferem. Zunächst ist das Scheitern ein Sterbevorgang, es stirbt eine Vorstellung von uns. Sterben im Scheitern ist eine Vorwegnahme des letzten, des irdischen Todes. Tod und Geburt fallen umso leichter, je besser wir loslassen und zustimmen können. Andernfalls wird es eine lange und qualvolle Geschichte. Das Sterben im Scheitern auf der einen Seite ist gleichzeitig ein Geburtsvorgang auf der anderen Seite. Es heißt: *Stirb und werde.* Die Krise des Scheiterns wird dann auch erlebt wie ein Geburtsvorgang. Beim Hineinschliddern in die Krise wird es immer enger und bedrohlicher. Alles zieht sich zusammen, manch einer kommt sich vor wie in einem qualvoll engen Geburtskanal. Um daraus neu geboren zu werden, ist Zustimmung unabdingbar, denn mit unserer alten Struktur kommen wir nicht hindurch. Erst durch Zustimmung zum Scheitern des Gewesenen kann der erlösende Tod einsetzen und gleichzeitig die Geburt des Neuen erfolgen. Die Geburt nach der Krise wird dann auch erlebt als Weitung und Öffnung. Ein neuer offener Raum mit neuen Möglichkeiten öffnet sich plötzlich und unerwartet vor uns.

Im Zustand des Scheiterns und Sterbens werden uns unsere eingefahrenen Verhaltensmuster und Strukturen bewusst. Teile des Körpers verspannen sich, die Atmung wird immer flacher bis hin zum Stocken des Atemflusses und der Verstand produziert nur noch chaotische Gedanken. Wir erleben die Tendenz, in alte Strukturen zu flüchten. Die Herausforderung in diesem Moment besteht darin, in der Wahrnehmung offen zu bleiben, tief weiterzuatmen und die Phänomene unseres Körpers zu beobachten. Es ist ein vorurteilsloses Schauen mit geöffneter Wahrnehmung. Wenn wir dem Vorgang zustimmen und nicht vor dem Unausweichlichen zurückschrecken, bleiben wir nicht stecken. Statt eines Schreckens ohne Ende erreichen wir dann ein Ende im Schrecken. Dies ist zugleich die Basis für einen Neubeginn, denn die Essenz, die wir nach der Krise erleben, weitet unser Herz-Chakra und gibt uns Mut, weiterzugehen.

Pfad der Demut und der Dankbarkeit

Es gibt auch einen Informations- und Energiefluss, der mit einem Impuls von unten, von der Erde ausgehend, beginnt. Ich nenne ihn den „Pfad der Demut". Er geht von einem existenziellen irdischen Bedürfnis aus. Er entspringt einer Notwendigkeit, etwas zu verändern. Es gilt, gegebenenfalls schnellstmöglich eine Not zu wenden.

Wenn uns etwas existenziell Wichtiges fehlt und die Notwendigkeit entsteht, dies zu ändern, dann können wir diese Not wenden, indem wir das große Ganze um Hilfe bitten. Dies ist möglich über ein Gebet, also eine nach oben zur geistigen Führung hin gerichtete Bitte oder Fürbitte. In diesem Zusammenhang sind einige Aspekte zu beachten:

1. **Dank:** Danken Sie zunächst für all das Gute, das bereits in Ihrem Leben ist. Danken Sie für die Lektionen, die Sie lernen dürfen.

2. **Demut:** Wenn wir wirklich bitten, nehmen wir automatisch eine demütige Haltung ein.
3. **Die Hilfe erkennen:** Die Hilfe durch die geistige Führung wird oft nicht in direkter Form gesendet, sondern in guten Fügungen und Eingebungen. Dies setzt eine offene und empfangsbereite Einstellung voraus.
4. **Die Hilfe auch annehmen:** Die angebotene Hilfe anzunehmen fällt uns Menschen oft gar nicht so leicht. Das Erkennen und Annehmen der Hilfe ist vielfach der Punkt, an dem wir noch lernen dürfen.

Die Hilfe wird in der Regel eine Hilfe zur Selbsthilfe sein, das heißt, die Arbeit, die wir selbst leisten können, zu der wir nach unserem körperlichen und geistigen Vermögen in der Lage sind, müssen wir schon aufbringen und einbringen. Dies hat bereits der griechische Philosoph Epikur klar formuliert: „Unsinnig ist es, von den Göttern etwas zu erbitten, was man aus eigener Kraft zu leisten vermag."[24] Schauen wir uns jetzt die einzelnen Phasen des „Pfades der Demut" an.

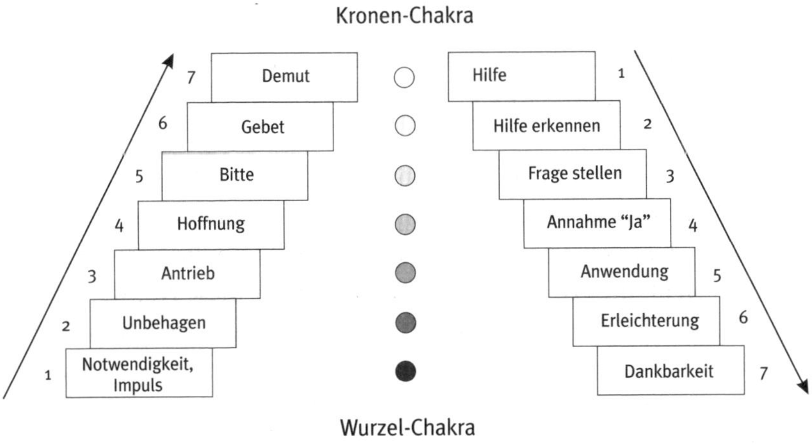

Abb. 19: Die einzelnen Ebenen des Pfades der Demut und des Pfades der Dankbarkeit

Übung:

Sollte Ihnen einmal etwas existenziell Notwendiges fehlen, dann danken Sie zuerst für all das Gute, das bereits in Ihrem Leben ist, und bitten Sie dann, zur geistigen Führung nach oben hin orientiert, um Hilfe. Unterstützen Sie das Gebet mit einem Ton und anschließender Stille. Seien Sie dann bereit, die Hilfe zu empfangen, und nehmen Sie diese auch an.

Erst Danken und Bitten ergeben eins

Affirmationen ohne Dank wirken meiner Erfahrung nach nicht besonders gut. Bei einer Affirmation ohne Dank verlange ich etwas ohne die erforderliche Demut. Danken Sie also zuerst für das, was schon da ist, ehe Sie bitten.

Tipp:

Befestigen Sie an gut sichtbarer Stelle einen Zettel mit der Aufschrift: „Ich danke für all das Gute, was in meinem Leben ist."

Für alles, was war: DANKE.
Zu allem, was kommt: JA.

DAG HAMMARSKJÖLD, EHEMALIGER UN-GENERALSEKRETÄR

Chakra-Ebene		**Realisationspfad** von oben nach unten	**Erkenntnispfad** von unten nach oben	**Pfad der Demut**	**Pfad der Dankbarkeit**	**Schmetterlings-Medizin** Der Kreislauf der Selbstverwandlung[25]
Kronen-Chakra	m	Vision	Erkenntnis	Demut	Hilfe	Ei-Stadium Idee, Vision
Stirn-Chakra	i	Gedanke, Imagination	Klarheit	Gebet	Hilfe erkennen	
Kehlkopf-Chakra	e	Kreativität, Kommunikation	Jubel, Selbsterkenntnis	Bitte	Fragen stellen	Larven-Stadium Entscheidung treffen, die Idee Wirklichkeit werden zu lassen
Herz-Chakra	a	Annahme mit dem Herzen	Berührtheit, Freude	Hoffnung	Annahme, „Ja“	Kokon-Stadium Das Projekt und ein Teil der Persönlichkeit werden jetzt entwickelt Konkrete Arbeit
Solarplexus-Chakra	O	Einsatz, Arbeit	Inneres Leuchten	Antrieb	Anwendung	
Hara-Chakra	o	Loslassen, Vertrauen	Bewegung, Tanz	Unbehagen	Erleichterung	Schlüpfen aus der Puppe Die Bereitschaft, die Farben und die Freuden deiner Schöpfung mit der Welt zu teilen
Wurzel-Chakra	u	Geburt, Realisation	Geschenk	Not, Notwendigkeit, Impuls zu verändern	Dankbarkeit	

Tabelle 4: Übersicht der Chakra-Kreisläufe

Fülle erschaffen

Die Frage, die sich sicher viele Menschen stellen, lautet: Wie bekomme ich Fülle in mein Leben? Fülle verstehe ich als eine ausgewogene Mischung von:

- Gesundheit
- Lebensfreude
- erfüllenden Beziehungen
- satt machender Sexualität
- Freunden, die zu einem stehen
- materiellem Wohlstand
- schönem Wohnen
- guter Ausbildung
- Selbstverwirklichung
- kreativer Freiheit
- Seelenfrieden

Es gibt eine Ebene unseres Seins, auf der wir alle miteinander verbunden und eins sind (siehe den Abschnitt *Den Weltenspiegel verändern* in Kapitel 5). Wenn wir alle miteinander verbunden sind, dann entsteht Fülle, indem wir geben und nehmen. Fülle entsteht aus dem Geben, denn wenn wir geben, geben wir letztlich uns selbst. Geben erzeugt dann die Spiegelung von Geben und wir sind auf einmal diejenigen, denen gegeben wird. Geben erzeugt eine aufwärts gerichtete Spirale zu noch mehr Austausch und Fülle. Der Volksmund sagt dann auch: „Es läuft wie geschmiert“ oder „Es brummt.“ Wenn wir etwas zurückhalten, ist dies eine Vorenthaltung uns selbst gegenüber. Zurückhalten im Geben wie im Nehmen bewirkt die Spiegelung von Zurückhalten und verursacht eine abwärts gerichtete Spirale zu noch mehr Zurückhaltung. Wir kennen dies im Kleinen wie auch im Großen, Volkswirtschaftlichen, als Rezession.

Das Rezept für Fülle heißt also Geben und Annehmen. Mit Geben sind alle die Handlungen gemeint, die etwas von uns frei und bedingungslos geben. Es ist ein Geben, das weder durch äußere noch durch innere Zwänge oder Bedingungen beeinflusst ist. Ideal ist eine Einstellung, bei der man sich über den bloßen Akt des Gebens freut. Der Gegenstand des Gebens kann materiell oder auch immateriell oder beides zusammen sein. Ein Kompliment, ein segnender Gedanke für jemanden kann genauso zum Geben werden wie der Einkauf beim Bäcker oder der Kauf Ihres neuen Computers. Die Einstellung dazu ist das Entscheidende. Geben bedeutet im Fluss sein, sich durchgängig machen für den Fluss des Lebens, für Geben und Annehmen. Investieren ist eine Form des Gebens, bei der wir in der Wirtschaft gut sehen können, wie Geben wirkt. Wenn ein Unternehmen zu wenig in Forschung, Ausbildung und Weiterbildung investiert, ist sein Niedergang bereits vorprogrammiert. Umgekehrt ist eine relativ hohe Investitionstätigkeit ein Zeichen für wirtschaftliche Gesundheit und die Basis für kommenden Rückfluss und Überfluss. Wir können so gut wie immer geben, ganz gleich wie unsere Situation auch sein mag. Jeder Mensch kann Freude und Aufmerksamkeit geben, kann Zuwendung und Mitgefühl geben. Jeder Mensch kann andere an dem großartigsten Teil dessen, was er ist, teilhaben lassen.[26] Die einfachste Art, das zu bekommen, was man möchte, besteht darin, anderen zu helfen, eben dies zu bekommen. Unsere Bereitschaft, das zu geben, was wir selbst suchen, bewirkt, dass die Fülle des Universums durch unser Leben strömt.[27] Wenn Sie an irgendeinem Punkt Ihres Lebens Fülle vermissen, dann beantworten Sie sich folgende Fragen. Schreiben Sie sofort die ersten Antworten auf, ohne nachzudenken:

- Wo halte ich mich zurück?
- Wo gebe ich nicht alles?
- Wo nehme ich nicht an?

Gibt es Bereiche in Ihrem Leben, zu denen Sie eine der folgenden Einstellungen haben?

- Ich kann doch nicht …
- Wenn ich das alles geben/machen/tun würde, dann …

Wenn Sie bei den oben genannten Fragen fündig geworden sind, dann haben Sie Ihre Wegweiser in die Fülle gefunden. Sie haben jetzt genau das zu tun, was diese Ängste und Vorbehalte nicht wollen. Sie müssen geradewegs in die Ängste hinein. Ich weiß, dass das sehr schwer ist und sich anfühlt, als solle man ein zentnerschweres Gewicht stemmen oder gar Berge versetzen. Wecken Sie dazu den Krieger, den Abenteurer, den Entdecker und Forscher in Ihnen und gehen Sie hinein in die Auseinandersetzung mit den eigenen inneren Vorbehalten. Singen Sie Ihr Kampflied oder den Ton der Entschlossenheit. Vielleicht hilft Ihnen auch die folgende Unterscheidung: Negative Gefühle wie Ängste lösen sich auf, wenn man tiefer in sie hineingeht. Positive Gefühle verstärken sich, wenn man tiefer in sie hineingeht. Fangen Sie jetzt sofort an. Nehmen Sie sich einen Punkt heraus, den Sie sofort umsetzen.

Visionen und Wünsche realisieren

Geben bewirkt, dass etwas zu uns zurückfließt. Wir können uns dabei überraschen lassen, haben aber auch die Freiheit, uns etwas Konkretes zu wünschen. Wir werden von den universalen Kräften am ehesten das erhalten, was wir bestellt haben. Also formulieren Sie Ihre Vorstellung so genau und präzise wie möglich. Ihr ausformulierter Plan ist tatsächlich die Anweisung, nach der Ihre Bestellung ausgeliefert wird. Je genauer Sie beschreiben, was geliefert werden soll, umso genauer wird das gelieferte Ergebnis sein. Ein Beispiel: Sie wünschen sich ein Boot und beschreiben nicht genau die Eigenschaften des Bootes. Ihr Lieferant weiß dann nicht, ob er ein Motorboot, ein Schlauchboot, ein Faltboot oder ein Segelboot liefern soll. Er weiß auch nicht, wie lang oder wie breit das Boot sein soll.

Das genaue schriftliche Ausformulieren einer Absicht oder einer Vision ist enorm wichtig, denn schriftliches Ausformulieren verbindet direkt mehrere Chakra-Ebenen und bringt deshalb Ihre Absicht oder die Vision mit enormer Power in Richtung Realisation:

1. Im Stirn-Chakra bekommen Sie Klarheit über die Idee durch Entwicklung der bildlichen Vorstellung.
2. Die Kreativität des Kehlkopf-Chakras wird angeregt. Ausformulieren geschieht erst als innerer Dialog, bevor es aus der Feder fließt.
3. Das konkrete Herausschreiben verbindet Sie direkt mit dem Herz-Chakra und über die Arme und Hände beginnt bereits konkrete Handlung auf der körperlichen Ebene.

Wenn Sie Ihre Absichten und Visionen so schriftlich formuliert haben, dann lesen Sie den Text täglich laut vor und singen Sie einen Klang dazu. Ideal ist es, den Text regelmäßig neu zu schreiben. Sie werden feststellen, dass Sie ständig Verbesserungen und Änderungen in der Ausformulierung vornehmen und damit eine immer genauere Bestellung an Ihr Unterbewusstsein und die universellen Kräfte abgeben. Wenn Sie über mehrere Tage nichts mehr verbessern können, dann können Sie den Bestellzettel weglegen und loslassen. Damit ist auch Platz geschaffen für die nächste Absicht, mit der Sie wieder in der gleichen Weise verfahren.

Viele Autoren weisen im Zusammenhang mit der Realisation von Absichten und Visionen auf die enorme Bedeutung des Schweigens hin. Beim Übergang von der geistigen Ebene zur Materie sind Ihre Ideen und Visionen sehr anfällig für Kritik und Beeinflussung von außen. Raymond Hull rät: „Durch Geheimhaltung können Sie Ihre Ziele schneller erreichen“ und „Lassen Sie andere Ihre Erfolge entdecken.“[28] Deepak Chopra formuliert es so: „Man kann diesen Zustand des Selbstbezugs gut aufrechterhalten, wenn man seine Wünsche für sich behält und keinem anderen mitteilt, sofern sie nicht eng mit einem verbunden sind oder den gleichen Wunsch teilen.“[29]

Übung:

Die Absicht mit dem Klang zu verbinden hat enorme Kraft. Singen Sie einmal am Tag für die Realisation Ihrer Wünsche und Ziele. Stellen Sie sich hin, breiten Sie die Arme aus, stellen Sie sich das gewünschte Ergebnis vor und lassen Sie dazu spontan Gesänge ertönen. Dies ergibt eine Umsetzungsenergie, die wirklich fantastisch wirkt. Verweilen Sie anschließend noch einige Minuten in Stille.

Fassen wir die einzelnen Schritte bis hier noch einmal zusammen:

1. Sie haben eine Vision und entwickeln daraus eine Absicht.
2. Sie haben sich gefragt, ob es der Weg des Herzens ist.
3. Sie behalten die Vision möglichst für sich.
4. Sie formulieren die Absicht schriftlich aus.
5. Sie lesen sich die schriftlich formulierte Absicht täglich laut vor und verbessern den Text.
6. Sie singen anschließend spontan einen Klang für die Realisation.
7. Sie halten danach 5-10 Minuten schweigend inne in einem Zustand des absichtslosen Seins.

Das sind einige Schritte und es bedarf einer gewissen Disziplin, sie regelmäßig zu praktizieren. Stellen Sie sich vor, es würde wirklich funktionieren, Sie würden Ihr Leben absolut positiv verändern und Ihre Herzenswünsche auf die Erde bringen. Wäre das eine halbe Stunde am Tag wert? Eine Falle, in der sich sehr viele Menschen verfangen, ist die Einstellung: „Wenn ich erst einmal das und das … erreicht habe, dann kann ich auch geben, leben, genießen usw." Im Extremfall geht es so weit, dass jemand sagt: „Wenn ich erst einmal Rentner bin, dann kann ich …" Diese Einstellung ist wirklich lebensfeindlich. Sie verschließt den Kanal der Lebensenergie und der Kreativität. Fangen Sie an, jetzt zu leben, gehen Sie den Impulsen nach, die Ihnen Ihr Herz-Chakra weist, und nutzen Sie die Hilfe, die Ihnen die Weltenseele jeden Tag anbietet. Achten Sie auf ihre Zeichen!

7.
Gesang und Chakras im täglichen Leben

Im Alltag gibt es viele Situationen, in denen wir mit Tönen eine Verbesserung und Erleichterung erreichen. Wir können vor einer Besprechung für einen guten Verlauf singen, für Selbstvertrauen und Harmonie unter den Teilnehmern. Genauso gut ist es möglich, für die Stärkung unseres Immunsystems zu singen, für Schutz und schöne Erlebnisse, bis hin zu einer guten Fahrt und einem guten Parkplatz. Die möglichen Beispiele sind so vielfältig wie das Leben selbst. Natürlich machen wir das sowieso schon: Wir summen ein Liedchen bei der Arbeit, rufen „Hauruck“, um einen schweren Schrank zu verschieben, und brummen genussvoll, wenn wir sanft gestreichelt werden. Mehr oder weniger passiert das unbewusst. In den folgenden Kapiteln geht es nun darum, wie wir mithilfe unserer Chakras in Verbindung mit Gesang unser Leben und unseren Alltag bewusster gestalten können.

Meditation

Jeder Einzelne erlebt seine alltägliche Welt auf eine individuelle und einzigartige Weise. Schamanen sagen, wir träumen uns unsere Welt.[30] So erschafft sich jeder seine eigene Welt, sein eigenes Alltagserleben. Unsere Alltagswelten sind entscheidend geprägt durch unsere persönlichen Glaubenssätze, Urteile und Egostrukturen. Die daraus entstehenden individuellen Welten sind dann meist so unterschiedlich, dass wir sie nicht mit anderen Menschen teilen können. Wirkliche Begegnung und Berührung sind auf der Ebene der Alltagswelten fast nicht möglich. Jeder kann zwar von seiner individuell geprägten Alltagswelt berichten, ein echtes gegenseitiges Verstehen und Einfühlen ist auf dieser Ebene zumindest schwer. Man kann sich auf der individuellen Ebene Stunden unterhalten und kommt doch nicht zusammen. Wenn wir dauerhaft in der Alltagswelt verharren, fühlen wir uns als Folge getrennt und isoliert. Vieles, was uns Menschen unbewusst antreibt, entsteht aus dem tiefen Bedürfnis, diese Trennung zu überwinden.

Neben der individuellen Alltagswelt gibt es noch andere Welten. Vereinfacht können wir unterscheiden zwischen der Welt des Alltagsbewusstseins und der Welt des bedingungslosen Seins (siehe dazu auch den Abschnitt *Stille* in Kapitel 4). Meditation ist ein Vorgang, bei dem wir von der Welt des Alltagsbewusstseins in die Welt des bedingungslosen Seins wechseln. Es findet also ein Bewusstseinswechsel statt. Unser Bewusstsein erweitert sich, „bis man zu einem Zustand absoluter Stille kommt, zu einem Bereich ruhevoller Wachheit“.[31]

Die Welt des bedingungslosen Seins ist eine reale Welt jenseits des Alltagsbewusstseins. Sie ist gekennzeichnet durch innere Ruhe, Zentrierung und Klarheit. Je tiefer wir durch Meditation in diese Welt eintreten, umso ähnlicher werden unsere Erfahrungen mit den Menschen, die ebenfalls die Welt des bedingungslosen Seins betreten. Es gibt auf einmal eine unausgesprochene Übereinstimmung im Erleben und Fühlen.

Je mehr wir uns wieder aus der Welt des bedingungslosen Seins entfernen, umso individueller und unterschiedlicher werden unsere Wahrnehmungen. Wir betreten dann wieder unsere individuellen Alltagswelten. Verstehen Sie meine Ausführungen bitte nicht so, dass die eine Welt besser wäre als die andere. Beide Welten haben ihren eigenen Wert. Durch das selbst gesteuerte und frei gestaltete Wechselspiel zwischen beiden Welten erweitern Sie die Möglichkeiten Ihres Lebens. Sie erschließen sich praktisch neue Räume und können aus der meditativen Reise wertvolle Informationen und Impulse für Ihre Alltagswelt mitnehmen. Gerade das Wechselspiel zwischen beiden Welten hilft Täuschungen zu erkennen und bewirkt, dass immer mehr Kraft aus dem Raum des bedingungslosen Seins in den Alltag hineinfließen kann.

Meditationserfahrung haben sicherlich alle Menschen. Besonders als Kinder sind wir Meister der Meditation. Wir hatten als Kinder die Fähigkeit, absolut ins bedingungslose Sein, ins Hier und Jetzt einzutauchen, völlig fasziniert vom Anblick eines quirligen Ameisenhaufens, eines schönen Schmetterlings oder der Fische im Gartenteich. Selbst erinnere ich mich gerne an die vielen Zugfahrten mit meinen Eltern durch die Eifel zwischen Köln und Trier, bei denen ich durch das Schauen auf die vorbeiziehende Landschaft mit ihren Feldern, Wäldern und Flusstälern in einen zeitlosen Raum eintauchen konnte.

Es gibt viele Möglichkeiten zu meditieren. Vor Beginn einer bewussten Meditation nimmt man meist eine bestimmte Haltung ein. Sie gehen damit also zunächst über die Haltung zum Gehalt. Sie setzen sich etwa auf einen Stuhl oder im Lotus- oder Halblotussitz auf den Boden. Die Hände legen Sie mit dem Handrücken auf die Oberschenkel oder die Knie. Ein Mudra, wie das Verbinden von Daumen und Zeigefinger, kann zusätzlich helfen, die Konzentration zu steigern. Gerade zu Beginn ist es hilfreich, die Augen zu schließen, um das Bewusstsein auf den inneren Kosmos zu lenken. Am Anfang tauchen häufig körperliche Beschwerden auf: Es juckt, zwickt und zwackt an allen möglichen Stellen. Diese Phase überwinden Sie, indem Sie einfach in der Haltung verweilen. Gedanken wie „Was soll das alles?“ oder „Das bringt doch nichts!“ lassen Sie einfach weiterziehen wie Wolken am Himmel. Sie kommen und gehen. Irgendwann beruhigt sich dann der Geist und das Gedankenkarussell fängt an, sich langsamer zu drehen. Die Tür zum absichtslosen Sein beginnt sich zu öffnen.

Alle Meditationsformen wirken meines Erachtens in Zusammenhang mit den Chakras. Schließlich werden diese ja auch „Tore des

Bewusstseins“ genannt. Das Durchsingen der *Chakraflöte* ist eine ideale Vorbereitung für Meditation und Einzelsitzungen. Meditation kann bereits nach den ersten Tönen einsetzen. Nach dem schrittweisen Durchsingen der *Chakraflöte* mit den Vokalen vom *U* im Wurzel-Chakra bis zum *M* im Kronen-Chakra verweilen Sie mit dem Bewusstsein im Kronen-Chakra in einer meditativen Stille, deren Dauer Sie selbst bestimmen. Anschließend gehen Sie wieder bewusst mit dem Bewusstsein von oben nach unten in Ihren Körper und singen zunächst ein *A* aus dem Herz-Chakra in der Mitte der Brust und zum Abschluss ein *U* aus dem Wurzel-Chakra.

Sie werden im Laufe der Zeit feststellen, dass jedes Chakra einen eigenen Raum, eine eigene Welt repräsentiert. Die *Chakraflöte* mit gesungenen Vokalen ist ein idealer Weltenwechsler, denn sie bringt uns schrittweise und ganzheitlich von einer stabilen irdischen Basis in die Welt des Geistes und schließlich ebenso wieder schrittweise zurück in das Alltagsbewusstsein. Ich halte dies für einen Vorteil im Vergleich zu Meditationsformen, die sich ausschließlich auf ein Chakra konzentrieren.

1998 hatte ich Gelegenheit, die zentrierende und meditative Wirkung der tiefen tibetischen Gebetsgesänge mehrere Tage direkt zu erfahren. Danach probierte ich spontan aus, ohne Kenntnis der konkreten Texte, ebenfalls so zu singen, und habe festgestellt, dass es eine sehr wirkungsvolle Methode ist, sich sofort und wirksam zu zentrieren und in einen meditativen Raum einzutauchen. Der Einstieg geht folgendermaßen: Man erzeugt sehr tiefe Töne beginnend mit dem Mitlaut *H*. Darauf folgen spontan weitere Vokal-Mitlaut-Kombinationen auf derselben Tonhöhe, beispielsweise *HAOUJAOUU* oder *HANGOUAEII*. Der Vokal am Ende bestimmt, an welcher Stelle des Körpers die energetische Welle ausläuft. Mit einem *I* am Ende kann man den Klang und die im Körper entstehenden Vibrationen angenehm im Körper hinaufrollen lassen.

Durch Meditation werden Gemeinsamkeiten und das Verständnis zwischen Menschen größer. Wenn Sie die Möglichkeit haben, vor einer Besprechung, einem Vortrag oder einem Kongress eine gemeinsame Meditation durchzuführen, wird sich dies hundertprozentig verbessernd auf das Verstehen und die Kommunikation untereinander auswirken. Der Effekt ist, dass dann vieles gar nicht mehr gesagt werden muss und die Kommunikation auf das Wesentliche zentriert bleibt. Es kann durchaus wirtschaftlich sein, zuerst gemeinsam einen meditativen Raum zu betreten und dann erst zu kommunizieren. Seminare, Tagungen, Meetings, generell Beziehungen können auf diese Weise enorm an Kraft und Tiefe gewinnen. Also singen Sie einfach vorher gemeinsam die *Chakraflöte* durch und erzählen Sie mir, wie es funktioniert hat.

Schutzrituale

Schutz ist auf der Erde ein wichtiger Aspekt. Es gibt viele Kräfte und Energien, die auf uns einwirken. Am bekanntesten sind die physikalischen Kräfte wie Erdanziehung oder Fliehkräfte. So gibt es beim Fahren mit einem Fahrzeug in jeder Kurve eine Kraft, die geradeaus will. Wird diese Kraft stärker als die Haftkraft der Reifen, wird es kritisch. Auch zwischen Menschen gibt es energetische Wirkungen und Einwirkungen. Jede Beziehung zwischen Menschen hat mehrere energetische Ebenen. Über die Chakras nehmen wir sofort den Energielevel eines Mitmenschen wahr. Wir fühlen, ob er sein Herz verschlossen hat, haben intuitive Wahrnehmungen im Stirn-Chakra und erspüren die Beziehung mit dem Bauch. Körpersprache, Geruch, die Augen und der Klang der Stimme sind weitere Elemente der zwischenmenschlichen Wahrnehmung und Beeinflussung.

Darüber hinaus gibt es noch mindestens zwei weitere wichtige Ebenen zwischenmenschlicher Beeinflussung und Verbindung: Es gibt die karmische Ebene und die systemische oder Stammesebene. Auf der karmischen Ebene sind wir kausal mit sehr vielen Menschen verbunden. Das Prinzip dieser Kausalität ist meist recht simpel: Du hast mir das angetan, dafür tue ich dir dies an. Die karmische Ebene reicht weit über das gegenwärtige Leben hinaus und schließt eine riesige Fülle von karmischen Verknüpfungen mit sehr vielen Menschen im gegenwärtigen Leben ein. Die Systematik der karmischen Verknüpfung von „Wie du mir, so ich dir" wird auch das „karmische Rad" genannt. Es dreht sich immer weiter – so lange, bis einer der Beteiligten aussteigt und nicht mehr mitmacht. Das Aussteigen aus dem karmischen Rad verlangt Bewusstheit und eine tiefe Entschlossenheit. Der Kontakt mit dem Herzen und der Seele, wie er bereits beschrieben wurde, ist eines der wichtigsten Hilfsmittel, um dieses Aussteigen immer wieder bewusst vollziehen zu können.

Unter Familienmitgliedern und generell zwischen Menschen, die eine Beziehung eingehen, gibt es noch die systemische Ebene oder Stammesebene. Sie wird in der systemischen Therapie nach Bert Hellinger untersucht und gegebenenfalls zu einer „guten Lösung" gebracht. Eine weitergehende Betrachtung der karmischen und systemischen Ebene kann in diesem Buch nicht stattfinden. Dazu gibt es bereits spezielle Literatur.[32] Die zumindest passive Teilnahme an einer Familienaufstellung nach Hellinger ist empfehlenswert und spannend wie ein guter Krimi.

Der permanente Einfluss auf den verschiedensten Ebenen erfordert ein ständiges Balancieren und Reagieren. Es geht darum, die Balance zu halten zwischen Bewegung und Ruhe, Form und Auflösung der Form, Hitze und Kälte, Beziehung und Rückzug, Grenzen zu setzen und Grenzen zu öffnen usw. Zu wenig Einwirkung bewirkt Stillstand und Stagnation. Zuviel Einwirkung kann lebensgefährlich werden und krank machen. Beachten Sie bitte bei den nachfolgend beschriebenen Schutzritualen, dass zu viel Schutz wie ein goldener Käfig wirken kann, der zwar schützt, aber auch nichts mehr an Sie herankommen lässt. Wie bei einem Medikament ist auch hier das Entscheidende die Dosis. Die Basis für Schutz ist Erdung und Zentrierung über das Wurzel-Chakra. Singen Sie ein tiefes *U* aus dem Wurzel-Chakra und visualisieren Sie dabei, dass Sie über Ihr Wurzel-Chakra wie ein Baum mit der Erde verwurzelt sind. Sie können die Verbindung zur Erde noch verstärken, indem Sie über die Beine und Füße sowie über eine weitere Verbindung vom Steißbein am Ende der Wirbelsäule ebenfalls eine Wurzelverbindung zur Erde visualisieren. Wer so geerdet und zentriert ist, der schwebt nicht über der Erde und den wirft so schnell nichts um. Die Erdung kann ergänzt werden durch eine vertikale Zentrallinie aus Licht in Ihrer Mitte. Sie geht als innere Senkrechte vom Wurzel-Chakra aus bis zum Kronen-Chakra.

Als zusätzlichen Schutz können Sie eine kraftvolle Aura mit gleichmäßiger Ausdehnung um sich herum visualisieren. Ein geeignetes Bild ist ein Ei oder ein Kokon aus weißem Licht. Dabei sollten Sie unter normalen Bedingungen eine semipermeable, also selektiv durchlässige Membran visualisieren, die all das durchlässt, was für Ihr Leben und Ihre Weiterentwicklung förderlich ist. Der Aufbau der schützenden Membran kann durch eigenes Tönen unterstützt werden. Sie können den Aufbau Ihres Schutzes nähren, indem Sie aus dem Solarplexus-Chakra heraus Licht in Ihre Aura fließen lassen. Was Sie immer tun können, ist, Töne zu erzeugen. Selbst in scheinbar aussichtslosen Situationen bleibt meist noch die Möglichkeit, Töne zu produzieren. Ein beherzter Schrei kann Wunder bewirken, ebenso ein zentrierender Erdungston. Wenn Sie stumm bleiben, bleibt Ihre Energie sprichwörtlich im Halse stecken. Sie sollten auch um Schutz bitten und dafür danken. Bitten Sie in Meditation um Ihr eigenes persönliches Schutzmantra.

Der bewusste Umgang mit den Energien führt schließlich zu einer fließenden Beweglichkeit um Ihre Mitte herum, bei der Sie in der Lage sind, mit den Energien zu spielen. Sie finden Gefallen daran, im Spiel der Energien mitzutanzen. Sie sperren die Energien nicht mehr aus, sondern nehmen sie an, arbeiten mit den Energien und transformieren sie auf eine neue Ebene.

Übung:

Singen Sie den „Klang für fließende Beweglichkeit“ und bewegen Sie sich dazu spontan. Lassen Sie den Körper die Bewegung ausführen.

Wer andere erkennt, ist gelehrt.
Wer sich selbst erkennt, ist weise.
Wer andere besiegt, hat Muskelkraft.
Wer sich selbst besiegt, ist stark.
Wer zufrieden ist, ist reich.
Wer seine Mitte nicht verliert, ist unüberwindlich.

Lao-Tse

Vorbereitung auf Prüfungen und wichtige Termine

Im Vorfeld wichtiger Termine und während des Termins kann es zu Stresssituationen kommen. Mehrere Effekte können dann gleichzeitig einschränkend wirken:

- Die gesamte Energie aus dem Bauch steigt hoch in den Kopf und man kann logischerweise nichts Vernünftiges mehr auf die Erde bekommen.
- Die Zusammenarbeit der beiden Gehirnhälften wird gestört und verursacht Blockaden.
- Körperpanzerungen werden aktiviert. Sie bewirken Verspannungen und eine schlechtere Durchblutung – insbesondere auch des Gehirns, wenn Verspannungen im Hals- und Nackenbereich auftreten.
- Das Herz-Chakra wird verschlossen als unbewusste Schutzmaßnahme.

Alle genannten Effekte wirken zusätzlich einengend auf die Chakras. Vom Blackout bis zu krächzender Stimme und Herzrasen sind die körperlichen Symptome bekannt.

Das Durchsingen der *Chakraflöte* mit den Selbstlauten, wie weiter oben beschrieben, hat sich als Vorbereitung von Prüfungen oder wichtigen Terminen bewährt.

Die positiven Wirkungen sind:

1. Singen harmonisiert sofort beide Gehirnhälften.
2. Die Schwingungen der Töne wirken im Körper entspannend, massierend und damit durchblutungsfördernd.
3. Die bewirkte Öffnung der Chakras gibt Kraft, Klarheit und Zuversicht.
4. Die aktivierte Verbindung zur Erde über das Wurzel-Chakra zentriert und stabilisiert enorm.

Tipp:

Etwas Übung vorausgesetzt, kann man in weniger als fünf Minuten die Chakras mit den Vokalen von unten nach oben und wieder zurück singen, z. B. auf der Toilette oder in einem geparkten Auto. Das Singen wirkt sogar, wenn es für Außenstehende nicht hörbar ist. Allein die Konzentration auf das jeweilige Chakra und die Vorstellung der Vokale wirken zentrierend und stabilisierend.

Ebenso unauffällig ist das rhythmische Anspannen und Entspannen der Beckenbodenmuskulatur durchzuführen. Sie ziehen dazu den Beckenboden an, als wenn Sie „einhalten" wollten, und lassen wieder los. Diese Übung verschiebt die Aufmerksamkeit vom Kopf hinunter in den Bauch, zentriert und trainiert dazu noch die Beckenbodenmuskulatur. In akuten Stresssituationen hilft mir persönlich auch ein Mudra, das Kim da Silva zur „Stressstabilität" entwickelt hat: Sie halten in der rechten Hand Daumen, Mittelfinger und kleinen Finger so zusammen, dass sie sich an den Fingerkuppen berühren. Zeigefinger und Ringfinger spreizen Sie ab. In der linken Hand legen Sie den vorderen Teil des Daumens auf den Nagel des kleinen Fingers und spreizen die anderen drei Finger ab. Dieses Mudra halten Sie ca. 2 Minuten.[33]

Wie stark Stress auf die Stimme schlagen kann, habe ich vor vielen Jahren erfahren, als ich Interviewpartner in einer Rundfunksendung war. Damals kannte ich noch nicht die Zusammenhänge von Stimme und Chakras. Beim Abhören des Mitschnitts der Sendung erschrak ich. Meine Stimme war in der Tonlage so hochgerutscht, dass ich mich selbst fast nicht mehr wiedererkannte. Mit dem Chakra-Vokal-Ensemble hatten wir 1995 einen Auftritt als Überraschungsgäste in der Sendung *Wat is!?* mit Jürgen von der Lippe. Dies war eine Situation, in der wir alle ziemliches Lampenfieber hatten. Kurz vor der Sendung haben wir uns in einen Flur des Sendesaals zurückgezogen, um noch einmal gemeinsam die *Chakraflöte* durchzusingen. Der Auftritt verlief dann sehr gut. Unser Singen wirkte offensichtlich ansteckend, denn hinterher waren aus allen möglichen Richtungen Studiomitarbeiter zu hören, die Vokale und Mantras sangen.

Blockaden auflösen

Wenn wir die beiden vertikalen Energieströme durch unsere Chakras nebeneinander aufzeichnen, erhalten wir ein Rohr. Stellen wir uns einmal vor, durch dieses Rohr würde Wasser strömen. Im Idealzustand ist dieses Rohr frei und das Wasser kann ungehindert hindurchströmen. An Engstellen und Verengungen des Rohres käme es jedoch zu Stauungen, Verwirbelungen und zu einer Verringerung der Durchflussmenge. Der freie Fluss würde behindert. In der Realität des Menschen ist es genauso, dass wir einmal mehr, einmal weniger Engstellen in unserem Rohr oder Energiekanal haben. Diese Engstellen sind veränderlich und hängen auch von unserer Tagesverfassung ab. Mit ein wenig Achtsamkeit können wir feststellen, dass wir an manchen Stellen unseres Energiekanals häufiger und stärker zu Engstellen neigen. Diese Engstellen sind unangenehm und können durchaus auch körperliches Unbehagen verursachen, bis hin zu Schmerzen und schließlich auch Erkrankung. Logisch, dass es wünschenswert ist, seinen Energiekanal möglichst frei und weit zu öffnen. Wir müssen nun keinen Klempner rufen, wenn wir unsere Engstellen aufweiten möchten. Dazu gibt es andere Methoden und Mittel, unter anderem unsere Stimme. Wenn Sie die *Chakraflöte* durchsingen, werden Sie schnell feststellen können, wo Blockaden sitzen.

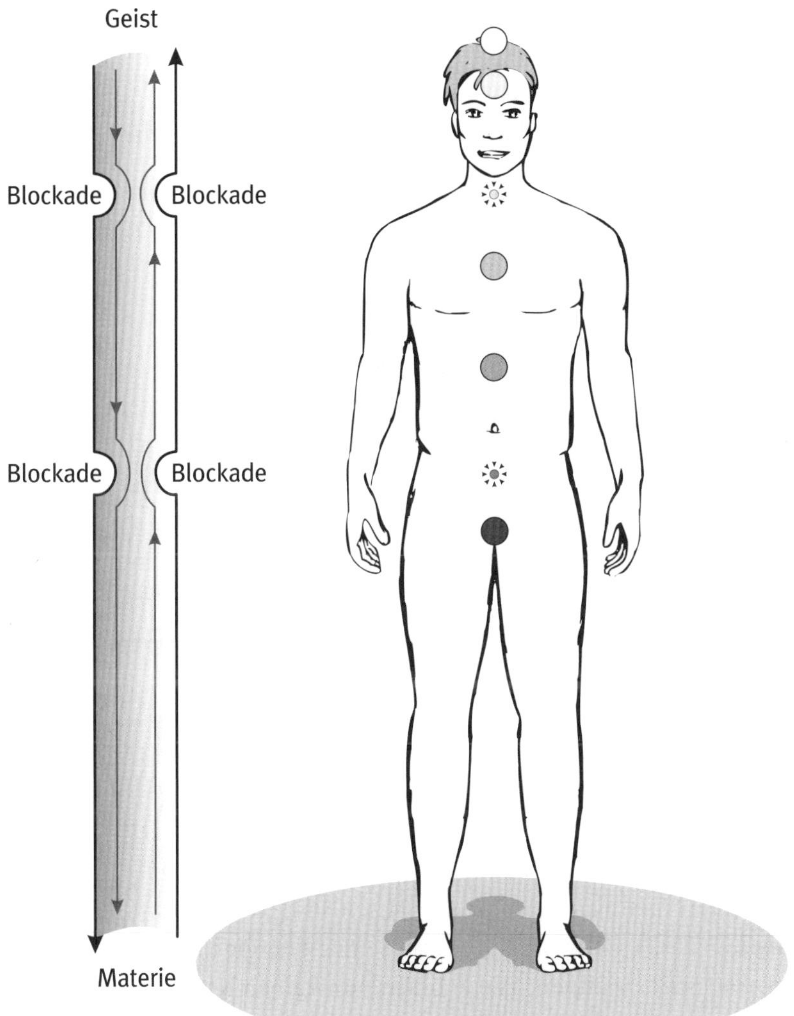

Abb. 20: Energiekanal mit Blockaden

Blockaden sind hörbar durch dünne, flache, kratzige Töne. Auch innere Widerstände und leichtes Unbehagen beim Singen der *Chakraflöte* deuten auf eine Blockade hin. Das gilt auch für die Tendenz, überwiegend nur auf einer Tonhöhe zu bleiben, den Tonumfang also nicht tief nach unten und hoch nach oben zu erweitern, während man verschiedene Chakras durchsingt. Durch das Ansingen der Chakras mit den entsprechenden Vokalen werden Blockaden hörbar und gleichzeitig auch schon ein wenig geweitet. Sie werden das bereits im Vergleich des aufsteigenden Singens mit dem zweiten, absteigenden Teil der *Chakraflöte* feststellen können.

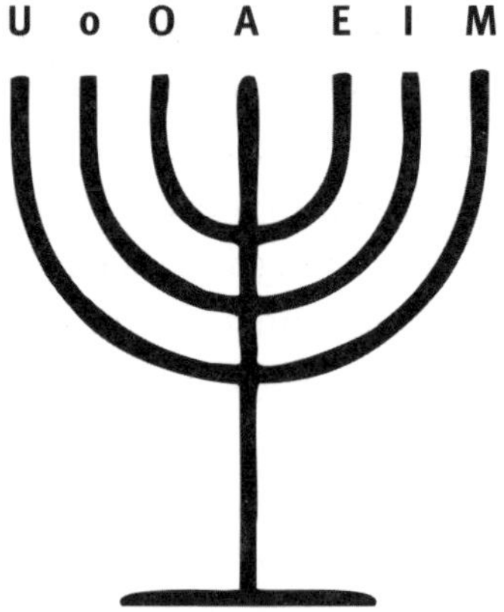

Abb. 21: Siebenarmiger Leuchter

Wenn eine Erkrankung auftritt, ist es sehr aufschlussreich zu beobachten, in welcher Körperregion die Erkrankung lokalisiert ist und welches Chakra ihr zuzuordnen ist. Aus dem Zusammenhang zwischen Chakras und Körperzuordnung ergeben sich vielfältige diagnostische und therapeutische Möglichkeiten. Zum einen ist das Chakra in der direkten Nähe des Erkrankungsherdes interessant. Zum anderen ist als zweiter Schritt das parallel zum Herz-Chakra entgegengesetzte Chakra mit einzubeziehen. Dieses parallele Chakra ist am siebenarmigen Leuchter gut zu erkennen. In der Mitte befindet sich das Herz-Chakra mit seiner zentralen Bedeutung für jeden Heilungsvorgang. Die Kraft des Herz-Chakras, die Liebe, ist in der

Lage, alles Abgespaltene, Verurteilte, Gehasste, Verdrängte wieder anzunehmen. Liebevolle Hinwendung und Beachtung ist Heilung pur. Das „Ja" zu anderen und zum Leben hat als Voraussetzung erst einmal das liebevolle, verständnisvolle „Ja" zu uns selbst.[34]

Die Schwingungen unserer Stimme übertragen Liebe und Harmonie, wenn wir es möchten. Das langgezogene Tönen von Vokalen ist dafür besonders geeignet. Diese Art des Singens wird auch „Intonieren" genannt. Es hat den Vorteil, dass die Laute wirklich ihre Wirkung entfalten können. Beim normalen Singen oder Sprechen verlagert sich die Vibrationswirkung ständig in wechselnde Bereiche. Für das Singen mit heilsamer Absicht ist es förderlich, zumindest mehrere Minuten lang denselben Vokal zu summen oder zu tönen. Damit kann er an der beabsichtigten Stelle wirken und sein heilsames Potenzial entfalten. Sie erinnern sich sicher noch an das Experiment mit dem Frischhaltefolienresonator. Würden Sie ihn mit dem Text eines normalen Liedes besingen, würde es Ihnen nicht gelingen, für längere Zeit eine ganz bestimmte chladnische Figur zu erzeugen, weil durch den Wechsel der Worte ständig neue Resonanzen auftreten würden. Erst das langgezogene Intonieren eines bestimmten Vokals erzeugt eine erkennbare und dauerhafte Figur.

Das Tönen der Vokale reduziert Stress und erleichtert das Entspannen, lindert Schmerzen, bewirkt wahrscheinlich, dass Knochenbrüche schneller heilen, und hat viele andere positive, selbstheilende Wirkungen. Don Campbell, der Autor von *Die Heilkraft der Musik*, listet eine große Anzahl von Fallberichten auf, in denen Heilungen durch Stimme und Musik eintraten oder begünstigt wurden. Ich kann ihm absolut zustimmen, wenn er sagt: „Ihr eigenes Schallsystem – Ihre Ohren, Stimme und Musik oder selbst erzeugte Klänge – ist das wirksamste Heilmittel, das es gibt. Es kostet nichts, ist unabhängig von jedem Experten oder Guru. Und man hat es immer bei sich."[35]

Barbara Ann Brennan schreibt, dass sie beim Heilen mit Tönen arbeitet, um die Chakras aufzuladen und zu stärken: „Jedes Chakra hat eine andere Tonhöhe, die wiederum bei jeder Person anders ist. Um die richtige Frequenz zu finden, variiere ich die Tonhöhe so lange, bis ich Resonanz spüre. Auch der Patient hört und spürt die Resonanz. Ich kann sehen, wie das Chakra reagiert. Treffe ich den richtigen Ton, so strafft sich das Chakra und fängt an, sich sehr schnell und gleichmäßig zu drehen. Seine Farbe hellt sich auf. Ich halte den Ton so lange, bis das Chakra genügend aufgeladen und gestärkt ist, dass es auf dieser Energieebene bleibt. Dann gehe ich zum nächsten Chakra. Ich beginne mit dem ersten und gehe hinauf bis zum siebten."[36] Weiterhin berichtet sie von guten Erfolgen mit Tönen bei „Bandscheibenproblemen, bei der Förderung von Gewebewachstum, beim Reinigen des Körpers von stagnierenden Flüssigkeiten, beim Anheben des Tonus des Nervensystems und beim Harmonisieren des Zusammenspiels der Organe".[37]

Wissenschaftler der Universität Frankfurt am Main haben herausgefunden, dass Gesang das Abwehrsystem stärkt und die Selbstheilungskräfte des Körpers stimuliert. Sie untersuchten bei den Mitgliedern eines Laienchores die Konzentration von Immunglobulin A und Kortisol. Die Konzentration beider Stoffe war nach der Probe deutlich erhöht, während das reine Anhören der Musik keine messbaren Veränderungen bewirkte. Das Singen beeinflusste auch die Stimmung positiv, denn nach der Probe fühlten sich alle deutlich besser.[38]

Professor James K. Gimzewski und Andrew Pelling von der University of California haben mithilfe eines Rasterkraftmikroskops Zellen „belauscht", indem sie mit der atomar feinen Spitze Zellen leicht berührt und die aufgenommenen Schwingungen verstärkt haben. Gesunde Hefezellen geben einen klaren Ton in Höhe eines Cis oder D ab. Krebszellen dagegen klingen wie Lärm oder atmosphärische Störungen im Radio.[39] Krebszellen haben sich aus der Harmonie eines gesunden Organismus herausgelöst und repräsentieren nichtharmonische, chaotische Strukturen. Es gibt Hinweise darauf, dass sich Krebszellen in einem von harmonischen Schwingungen aufgebauten Feld nicht dauerhaft halten können.[40]

In der Stimme sind nicht nur der Geist und die Gedanken enthalten, sondern auch die tiefer sitzenden Emotionen. Bewusstes Singen in Verbindung mit den Chakras löst festsitzende Emotionen wie Wut, Trauer und Angst in einer sanften Weise und schafft einen vertrauensvollen Raum, in dem wir verdrängte Emotionen annehmen können. Das Kehlkopf-Chakra ist Zentrum des stimmlichen, kreativen Ausdrucks, es bringt die Energien aller Chakras über Sprache und Klänge nach außen. Es befindet sich genau an der Verbindung zwischen Kopf und Rumpf, zwischen Verstand und Gefühlen. Demzufolge wird gerade der Hals häufig von inneren Widerständen als Mittel benutzt, um die Gefühle des Herzens und die Emotionen des Bauchs unter Kontrolle zu halten und eine Vormachtstellung des Verstandes zu wahren. Im bewussten Einsatz der Stimme finden wir Möglichkeiten, diese sich scheinbar ausschließenden Gegensätze wieder in uns zu vereinen. Wir bekommen darüber eine Ahnung von dem, was Schöpfung bedeutet, und lernen uns selbst immer besser kennen und lieben.

Übung:

Wenn Sie die *Chakraflöte* mit den einzelnen Selbstlauten durchsingen, können Sie hören, wo sich bei Ihnen Blockaden aufgebaut haben, und können sie gezielt durch längeres Singen behandeln.

Probieren Sie auch, die Formel *Absicht + Ton = Realisation* wie weiter oben beschrieben zur Selbstheilung für sich und Ihren Körper einzusetzen. Sie könnten beispielsweise singen:

- den Genesungsklang
- den Klang für die Stärkung des Immunsystems
- den Heilklang für …

Übung:

Häufig entsteht Disharmonie, weil unser „inneres Kind“ verletzt ist. Es ist dadurch zurückhaltend, trotzig, traurig usw. Durch liebevolle Zuwendung fasst es wieder Mut und Vertrauen. Singen Sie deshalb gelegentlich den „Wohlfühlklang für das innere Kind“.

Die Energiezentren in der Umgangssprache

Unsere Umgangssprache weiß übrigens sehr genau um das Wirken der Chakras. Insbesondere das Einengen oder Verringern des Energieflusses wird durch umgangssprachliche Äußerungen erstaunlich präzise für die einzelnen Chakras beschrieben.

Umgangssprachliche Formulierungen, die einen freien und weit geöffneten Energiefluss beschreiben:

- es fließt, es brummt, es läuft wie geschmiert
- jemand ist zentriert, ist bei sich, ist die Ruhe selbst, ist im siebten Himmel.

Umgangssprachliche Formulierungen, die einen gestörten Energiefluss beschreiben:

- Brett vor dem Kopf, kopflastig (Stirn-Chakra)
- Frosch im Hals, Kloß im Hals, einen dicken Hals haben, jemand wurde abgewürgt (Kehlkopf-Chakra)
- Stein auf der Brust (Herz-Chakra)
- Kloß im Bauch, auf den Magen geschlagen, Wut im Bauch, blind vor Wut (dem Solarplexus-Chakra ist das Sehen als Sinnesfunktion zugeordnet) (Solarplexus-Chakra)
- Schmetterlinge im Bauch (Hara-Chakra)
- schwebt über der Erde, kopflastig (Wurzel-Chakra)
- Feuer unter den Hintern bekommen (es wird existenziell notwendig zu handeln) (Wurzel-Chakra)

Singen und Tönen für andere Menschen

Bisher wurde beschrieben, wie wir mit Singen und Tönen für uns selbst Gutes bewirken können. Selbstverständlich können wir auch für andere singen und tönen. Wir können für unseren Partner, unsere Kinder, Eltern und Freunde singen. Die grundlegenden Prinzipien wie die Formel *Absicht + Ton = Realisation* sind auch für das Wohlergehen anderer Menschen anwendbar. Zunächst stimmt man sich mit der inneren Absicht auf den anderen Menschen und seine Situation ein und singt dann spontan Töne. In meiner Familie haben wir gute Erfahrungen mit heilenden Gesängen gemacht, indem wir gleichzeitig

- visualisiert haben, welche Farbe ein erkrankter Bereich aussendet
- durch Handauflegen einen Energiefluss übertragen haben
- mithilfe von Tönen ein vitalisierendes Schwingungsfeld erzeugt haben

Beim Zahnarzt

Ich hatte gehört, dass zumindest ein Großteil des Schmerzempfindens dadurch verursacht wird, dass wir uns gedanklich mit dem Schmerz beschäftigen. Kinder, die total in ihr Spiel vertieft sind, bemerken häufig gar nicht, wenn sie sich verletzt haben, weil sie Gedanken an Schmerz erst gar nicht zulassen. Aus diesen Informationen schloss ich, dass eine wirkungsvolle Hilfe bei Schmerzen dadurch erreicht werden könnte, wenn es gelänge, den Schmerz aus dem Bewusstsein im Kopf fernzuhalten.

Damals stand mir gerade eine längere Zahnbehandlung bevor, weil alle alten Amalgamplomben durch Gold-Inlays ersetzt werden sollten. Keinesfalls wollte ich Betäubungsspritzen anwenden lassen.

Ich wusste, dass Erdung gut geeignet ist, Grübeln im Kopf zu verhindern: Erdung als Verbindung zur Erde über das Wurzel-Chakra am Damm sowie über die Füße und über eine dritte Verbindung am Ende des Steißbeins nach unten.

Als Erstes probierte ich auf dem Behandlungsstuhl also bewusste Erdung aus. Dies aktivierte ich mit einer bewussten Konzentration auf das Wurzel-Chakra, indem ich mir vorstellte, mich wie ein Baum in der Erde zu verwurzeln, verbunden mit einem abseufzenden Ton. Dieses Abseufzen kann ganz kurz sein und wird von Außenstehenden nicht weiter registriert. Die bewusste Erdung half schon sehr und der Unterschied zu einem wenig geerdeten Zustand war bereits enorm. Als ich darüber hinaus ausprobierte, die Schmerzwellen, die der Bohrer erzeugte, bewusst direkt über meine Erdverbindung zur Erde abzuleiten, fing das Ganze an interessant zu werden, denn schon nach kurzer Zeit hatten die vom Bohrer verursachten Schmerzen keine unangenehme Wirkung mehr auf mein Befinden und ich konnte mich bestens entspannen. Das ging so weit, dass ich während der vielen Behandlungen gut meditieren und entspannen konnte, während der Zahnarzt mit dem Bohrer arbeitete.

Die innere Absicht visualisiert dabei, wie die Schmerzwellen auf direktem Weg aus dem Kiefer über den Körper und das Wurzel-Chakra nach unten fließen. Dieses Fließen ist gut zu spüren und keinesfalls unangenehm. Parallel kann man dabei summen und sich mit seinen inneren Bildern an einen angenehmen Platz begeben. Don Campbell berichtet von ähnlichen Erfahrungen: „Als ich kürzlich eine Zahnfüllung erhielt, begann ich instinktiv laut zu brummen und stellte fest, dass ich dadurch wesentlich schmerzunempfindlicher wurde.“[41] Die Wirkung von Erdung und innerer Fokussierung ist wirklich fantastisch und sicher noch in vielen anderen Zusammenhängen anwendbar.

Trauer und Schmerz loslassen

Durch das Tönen von Klage- und Schmerzlauten kann der im Körper gebundene Schmerz zum Ausdruck kommen und damit gewandelt werden. Im Angelsächsischen gibt es den Begriff „Keening" für einen Klage- und Trauergesang mit Tönen. Keening ist ein sehr hoher sirenenartiger Gesang. Man fängt mit einem *Ahhh* aus dem Herz-Chakra an und lässt es in einen sehr hohen sirenenartigen Gesang übergehen. Dabei bleibt der Mund weit geöffnet. Wenn man seine Tonlage gefunden hat, hält man diese und tönt so lange, bis der Körper von selbst aufhört. „Die Töne selbst sind schrill und zerreißen beim Zuhörer die Fassade der Gefühlskontrolle. Klagende Frauen, die 1982 bei einer Demonstration das Pentagon umlagerten, brachten die dort arbeitenden kriegsgesinnten Herren so sehr aus der Fassung, dass sie lieber wieder ins Gebäude zurückwichen, als diese Klagemauer zu durchstoßen."[42]

Durch das Tönen von Klage- und Schmerzlauten, die allmählich in harmonische Töne übergehen, können der im Körper gebundene Schmerz und die damit verbundene Disharmonie zum Ausdruck kommen und damit umgewandelt werden. Diese Wandlung ist hörbar, wenn die Töne nach einiger Zeit harmonischer werden.

Nach dem Tod eines Menschen können wir die Seele unterstützen, indem wir Gesänge singen, die der Seele den Weg ins Licht weisen. Der Tod ist ein Übergang von dieser Welt in eine andere Welt. Seit Menschengedenken werden die Toten mit den klanglichen Mitteln des Gebetes und des Gesanges für ihre Reise ins nächste Leben versorgt. Rosenkranz und Sutras erinnern den erlösten Geist daran, dass er tot ist und nicht träumt. Die Gesänge und Klänge weben der Seele einen fliegenden Teppich für ihre Reise ins Licht.[43]

Frauen und Männer ergänzen sich

Chakra heißt übersetzt Rad des Lichts. Die Chakras befinden sich in einer ständig kreisenden Bewegung, die von manchen Menschen visuell wahrgenommen werden kann. Die Drehrichtung wechselt von Chakra zu Chakra. Zwischen Männern und Frauen lässt sich ein komplementäres Prinzip erkennen. In diesem komplementären Prinzip von zwei sich ergänzenden Polen wird das Prinzip von Yin und Yang sichtbar. Einem Yin-orientierten Chakra steht beim anderen Geschlecht ein Yang-orientiertes Chakra gegenüber.

- passiv und empfangend = Yin
- aktiv und abgebend = Yang

Männer und Frauen ergänzen sich auf der Ebene der Chakras wie Schlüssel und Schloss, sie sind genau komplementär zueinander. Erst durch ihr gemeinsames Handeln findet im wahrsten Sinne des Wortes Schöpfung statt. Die Polarität des irdischen Seins, die wir mehr oder weniger stark als Trennung erleben, kann durch die Verschmelzung von Mann und Frau in Momenten einer tiefen Vereinigung, die alle Chakras erfasst, aufgehoben werden und ein Gefühl tiefer Erfüllung wird erreicht.

Wenn Frauen und Männer sich bekämpfen, kann es logischerweise keine Einheit geben, nur schmerzhafte Trennung. Das Anerkennen der Unterschiede kann ein Schritt hin zu gegenseitiger Toleranz und Akzeptanz sein. Für die meisten von uns geht es darum, Macht mit Liebe zu durchwirken und Liebe mit Macht zu verbinden, also Herz-Chakra und Solarplexus-Chakra miteinander zu verbinden. Denn: Liebe ohne Macht ist ohnmächtig – Macht ohne Liebe ist kalt und grausam (Macht im Sinne von Durchsetzungskraft, siehe Solarplexus-Chakra). Tendenziell haben eher Frauen das Thema, ihre Liebe mit Macht zu verbinden. Männer haben eher das Thema, ihre Macht mit Liebe zu verbinden. Nutzen Sie die verbindende und harmonisierende Kraft der Töne, um ein Feld aufzubauen, in dem sich die Liebe entfalten kann. Gerade bei Beziehungen geht es um feinste Schwingungen und Klänge oder, wie der Volksmund sagt, darum, „auf der richtigen Wellenlänge zu kommunizieren, den richtigen Ton zu treffen, die richtige Saite zum Klingen zu bringen".

Übung:

Singen Sie spontan den Frauenklang.

Übung:

Singen Sie spontan den Männerklang.

Übung:

Singen Sie spontan den Klang für die Verständigung zwischen Frau und Mann.

Einen Partner, eine Partnerin finden

Als ich in *Das Mann/Frau-Buch* von Ron Smothermon[44] gelesen habe, dass Frauen die Männer auswählen und nicht umgekehrt, habe ich zuerst gedacht, das könne nicht sein. Mittlerweile teile ich seine Ansicht. Hätte ich das früher schon gewusst, wäre mir viel Stress erspart geblieben.

Das Finden von Mann und Frau ist ein Wechselspiel von aktiven und passiven Rollen: Den ersten Schritt macht die Frau. Sie eröffnet aktiv einen Raum für einen Mann und wählt ihn aus. Sie ist in dieser Phase überwiegend mit dem Hara-Chakra und mit dem Herzen aktiv.

Der Mann verhält sich in dieser Phase passiv und empfangend, also ganz entspannt im Hier und Jetzt. Je mehr er sich entspannt und eine Haltung einnehmen kann, nichts zu wollen, desto mehr Chancen wird er haben, aktiv ausgewählt zu werden. Der Mann hat in dieser Phase nichts weiter zu tun, als zu fühlen und zu beobachten, wo sich ein Raum für ihn öffnet. Jetzt erst, wenn er einen für ihn geöffneten Raum wahrnimmt, wird der Mann aktiv, indem er auf die Frau zugeht und sie anspricht. Am besten stellt er ihr eine Frage. Die Frau verhält sich nämlich jetzt passiv und erwartet seine Reaktion. Sie wird auf die Frage reagieren und zeigen, ob sie es mit der Wahl ernst gemeint hat.

Einen Raum zu öffnen und ihn auch offenzuhalten, dazu sind Töne wie geschaffen. Wahrscheinlich funktioniert so etwas grundsätzlich nur mithilfe von Schwingungen. Deshalb eine Anregung für Suchende:

Tipp:

Sollten Sie eine Frau sein und einen Partner suchen, dann konzentrieren Sie sich auf Ihr Hara-Chakra und Ihr Herzzentrum und eröffnen Sie Ihren Partnerraum. Unterstützen Sie das mit einem Ton. Der Ton muss nicht laut hörbar sein. Es reicht, wenn er in Ihrem Inneren wirkt.

Sie suchen den Mann aus! Wenn Sie ihn gefunden haben, richten Sie den Fokus Ihres Raums auf den Mann, lächeln Sie, öffnen Sie Ihr Herz in seine Richtung und lassen Sie dann los. Das Loslassen ist wichtig, damit wieder göttliche Weisheit wirken kann und Ihnen nur das präsentiert, was für alle Beteiligtem und das größere Ganze richtig ist. Vertrauen Sie, dass Ihr aktiver Impuls eine aktive Reaktion hervorbringen wird – möglicherweise aus einer ganz anderen unerwarteten Richtung.

Tipp:

Sollten Sie ein Mann sein und eine Partnerin suchen, überlegen Sie sich eine Kontaktfrage. Lernen Sie sie möglichst vorher auswendig, damit Sie sie auch mit schlotternden Knien noch aufsagen können, falls es bei Ihnen gefunkt hat. Beispiel: „Ich würde Sie gerne kennenlernen, haben Sie Lust auf ein Gespräch?"

Dann gehen Sie zu Orten und Veranstaltungen, wo Frauen Sie sehen können, und üben Sie sich dort in Gelassenheit. Unterlassen Sie alles Getriebene und Ziehende in Richtung Frauen. Setzen Sie sich hin und warten Sie ab, was passiert. Konzentrieren Sie sich auf Ihr Hara-Chakra und Ihr Herz-Chakra und schalten Sie beide Zentren auf Empfang. Unterstützen Sie das mit einem Ton. Der Ton muss nicht laut hörbar sein. Es reicht, wenn er in Ihrem Inneren wirkt. Dann warten Sie ab. Wenn Sie eine Botschaft erhalten, lächeln Sie, öffnen Sie Ihr Herz in ihre Richtung und dann werden Sie aktiv. Folgen Sie jetzt der Weisheit Ihres Körpers und gehen Sie aktiv dem ersten Handlungsimpuls nach, der auftaucht. Gehen Sie einfach los in ihre Richtung und stellen Sie Ihre Frage.

Im folgenden Gespräch können beide Seiten sehr schnell feststellen, ob die Chemie stimmt, ob man sich mehr zu sagen hat und in Resonanz kommt.

Also, Frauen: aktiv und selbstbewusst den Raum öffnen, aktiv auswählen und dann passiv abwarten und prüfen, ob der Kandidat geeignet ist.

Also, Männer: passiv abwarten und Ruhe bewahren, fast absichtslos beobachten und wahrnehmen, ob irgendwo ein Raum aufgeht, und dann dem ersten Impuls folgen, aktiv losgehen und eine Frage stellen.

Vorbereitend wird es sicher gut sein, in einer ruhigen Minute schriftlich auszuformulieren, wie der ideale Partner eigentlich sein soll. Danach singen Sie den Ton, der Sie bereit macht, dass er in Ihr Leben eintreten kann. Viel Glück!

Schwangerschaft und Geburt

Liebevolles Tönen und Singen ist besonders während der Schwangerschaft sehr hilfreich und baut eine frühe Kommunikation zum Kind auf. Wenn Sie als schwangere Frau beide Hände auf Ihren Bauch legen und liebevolle Töne für Ihr Kind singen, dann ist dies wohltuend für Sie und Ihr Kind. Das Ohr entwickelt sich als erstes Organ im Embryo und ist bereits nach 18 Wochen voll funktionsfähig. Kindern, denen man Wiegenlieder und sogar klassische Musik vorgespielt hat, während sie noch im Mutterleib waren, erkennen diese noch Jahre später wieder. Der französische Arzt Alfred A. Tomatis hat herausgefunden, dass neben der Stimme der Mutter insbesondere Musik von Mozart, speziell auch die Violinkonzerte, für die Entwicklung des Kindes positiv sind.[45]

Das Tönen kann der Beginn einer inneren, stillen Kommunikation mit der Seele des Kindes sein. Sprechen Sie liebevoll mit Ihrem Kind in der Gebärmutter. Versuchen Sie ruhig, dem Kind Fragen zu stellen. Wenden Sie auch hier wieder die Technik an, dass Sie die erste Antwort nehmen, die kommt. Schreiben Sie die Antworten auf, ohne nachzudenken. Gut funktioniert auch die Interviewtechnik, bei der vorzugsweise der Vater die Fragen stellt und die Frau dem Kind ihre Stimme leiht. Fragen Sie das Kind, ob es spezielle Töne oder Zuwendung benötigt. Fragen Sie auch, was den heranwachsenden Körper zusätzlich unterstützen könnte. Möglicherweise kann Ihnen Ihr Kind auch Hinweise geben, was für eine gute Geburt zu beachten ist.

Über die vorgeburtliche Kommunikation mit unseren beiden Kindern haben wir erstaunliche Dinge erfahren, die sich im Nachhinein als zutreffend herausgestellt haben. So zeigten sich einige der grundlegenden Charakterzüge bereits vor der Geburt. Offenbar ist die Kinderseele kein unbeschriebenes Blatt. Sie ist möglicherweise durch Erfahrungen aus vielen früheren Leben geprägt und bringt dies bereits charakterbildend mit. Wir haben festgestellt, dass den Antworten der Kinderseelen eine tiefe Weisheit innewohnt. Wir erklärten uns dies damit, dass sich die Kinderseelen noch nicht in den Begrenzungen der irdischen Polarität befinden und direkter mit dem großen Ganzen verbunden sind. Besonders in der frühen Schwangerschaftsphase war die Kinderseele noch nicht so fest mit ihrem neuen Körper verbunden und wir mussten sie erst rufen, um mit ihr zu kommunizieren.

Die Geburt findet im Bereich des Wurzel-Chakras statt, wie bereits an anderen Beispielen analog beschrieben. Für eine erfolgreiche Geburt ist Loslassen im Hara-Chakra wichtig. Durch Singen und Tönen kann besonders das Loslassen durch die Mutter unterstützt werden, damit sie mit der Energie fließen kann.

Als Begleiter können Sie Mutter wie auch Kind mit Tönen unterstützen. Für die Mutter sind es unter anderem erdende, tiefe abseufzende Töne, die helfen, mit dem Bewusstsein nach unten zu kommen, eine Erdverbindung zu halten und Schmerzen zur Erde abzuleiten. Visualisieren Sie diese Effekte und lassen Sie dabei spontan Töne entstehen. Ihre Töne und die eigenen Töne erinnern die gebärende Mutter an die Weisheit ihres eigenen Körpers. Der Körper weiß, wie es geht, schließlich ist Geburt ein zutiefst natürlicher Vorgang.

Die Geburt ist ein Übergang, bei dem das Kind und seine Seele aus dem unbegrenzten, ozeanischen Zustand in die irdische Welt eintreten. Für das Kind sind Töne hilfreich, die es rufen, die es ermuntern weiterzugehen, zu kommen. Sie teilen dem Kind mit: Wir sind für dich da, wir erwarten dich.

Wenn die erste anfängliche Verwunderung überwunden ist, wird das Singen und Tönen vom Krankenhauspersonal meiner Erfahrung nach sehr positiv aufgenommen.

Ein Haus erwerben

Der Kauf eines Hauses oder einer Wohnung ist für die meisten Menschen ein sehr wichtiges, aufregendes Projekt. Aufgrund eigener Erfahrungen und durch die Begleitung vieler Familien beim Erwerb einer Immobilie habe ich folgende Erkenntnisse gewonnen:

- Der Erwerb eines eigenen Hauses ist nicht nur eine Frage des Geldes. Mindestens genauso wichtig, wenn nicht sogar wichtiger, sind das eigene Bewusstsein und die innere Einstellung.
- Auf den verschiedenen Ebenen des Realisationspfades können Widerstände aktiviert werden. Teilweise treten die Widerstände in geballter Form auf, z. B. innere Zweifel und Vortäuscherstimmen bis hin zu heftigen körperlichen Symptomen.
- Wenn man ein gebrauchtes Objekt sucht, kommt häufig ein Punkt, an dem man scheinbar glaubt, das ideale Objekt gefunden zu haben. Wenn man dann dieses Objekt loslässt und weitersucht, findet sich meist ein noch besseres Objekt.

- Stillschweigen über das Projekt hilft enorm. Es ist meine Erfahrung, dass dann die Energie besser auf das gewünschte Ziel zu bündeln ist. Erst wenn die Unterschrift beim Notar geleistet wurde, ist die Geburt vollzogen, und das freudige Ereignis kann verkündet werden.

Bei der Suche nach unserem eigenen Haus hatten wir vorher eine genaue Liste aller Eigenschaften erstellt, die das Haus für uns haben sollte. Diese Liste ist faszinierenderweise in allen Punkten erfüllt bzw. übererfüllt worden. Einen Punkt hatten wir schlicht vergessen. Dieser Punkt wurde leider auch nicht erfüllt, was uns über ein Jahr intensive Arbeit an uns bescherte, bis wir reif waren, diesen Punkt ebenfalls zu realisieren. Auf der nächsten Seite ist eine Liste mit Fragen, die wir aufgrund unserer Erfahrungen erstellt haben. Beantworten Sie für sich jede Frage schriftlich in der Gegenwartsform mit positiven Formulierungen, wenn Sie beabsichtigen, ein Haus oder eine Wohnung zu erwerben. Verfahren Sie dann in der bereits beschriebenen Weise mit regelmäßigem Abschreiben, Verbessern, Vorlesen, Singen und Stille.

Wunschliste Wohneigentum

Es liegt in der Natur der menschlichen Fähigkeiten, dass es hilft, sich die Dinge, die wir uns wünschen, lebhaft innerlich vorzustellen. Mit anderen Worten: einfach einmal zu träumen und zu fantasieren.

Nachfolgend finden Sie eine Anzahl von Fragen zum Wohneigentum, die Sie sich in einer ruhigen Stunde beantworten können. Formulieren Sie die Antworten dazu so aus, als wenn es jetzt schon so wäre, wie Sie es sich wünschen. Beispiel: Ich wohne in einem alleinstehenden Haus. Das Haus ist von Obstbäumen umgeben. Die nächste Bushaltestelle ist 150 Meter entfernt.

Lesen Sie sich das Ergebnis mehrmals in der Woche laut vor und ergänzen Sie dabei gegebenenfalls die Liste. Schreiben Sie die Liste regelmäßig handschriftlich neu.

Anregungen für Ihre Liste, die Sie noch mit eigenen Punkten ergänzen können:

- Wo möchten Sie wohnen?
- Wann möchten Sie einziehen?
- Wie groß soll das Haus/die Wohnung sein?
- Aus welchem Material soll das Haus gefertigt sein?
- Wie groß soll das Grundstück sein?
- Wie soll das Grundstück erschlossen sein?
- Wie wird das Abwasser entsorgt?
- Wie soll der Garten aussehen?
- Was hat das Haus/die Wohnung gekostet?
- Wie ist das Verhältnis zu den Nachbarn?
- Wie weit weg ist der nächste Bahn-/Busanschluss?
- Wie soll das Nahverkehrsangebot sein?
- Wie weit ist der Autobahnanschluss entfernt?
- Wie ruhig soll es sein?
- Wie soll die Luft sein?
- Wie ist die Situation mit Kindergarten und Schule?
- Sind Spielgefährten für die Kinder wichtig?
- Können Sie in der Nähe spazieren gehen?
- Wo wollen Sie für den täglichen Bedarf einkaufen?
- Welche Heizung hat das Haus?
- Wie ist das Innenraumklima?
- Welche Böden sind in den Zimmern?
- In wie vielen Jahren ist das Haus/die Wohnung abbezahlt?

Tipp:

Verfahren Sie mit anderen Bereichen Ihres Lebens in der gleichen Weise.

Unternehmen und Selbständigkeit

Auch in einem Unternehmen lassen sich die verschiedenen Chakra-Ebenen gut erkennen. Das Unternehmen ist wie ein Organismus aufgebaut. Die Führung ist für Visionen und Erkenntnisfortschritt zuständig. Stabsabteilungen erstellen Planungen und Ideen. Forschung und Entwicklung sind zuständig für die kreative Umsetzung. Die mittlere Ebene repräsentiert das Herz-Chakra. Sie verbindet die Anforderungen von oben mit den Anforderungen der unteren Ebenen. Monteure und Facharbeiter erstellen das konkrete Produkt und der Vertrieb ist für das Loslassen zuständig. Ein guter Vertrieb gibt Informationen vom Markt wieder zurück ins Unternehmen, sodass neue Erkenntnis entstehen kann.

Jede Ebene ist wichtig. Wie beim einzelnen Menschen, so kommt es auch bei Unternehmen immer wieder zu Engstellen in ihrem Energiekanal. Wenn es auf einer Ebene stockt, stockt der ganze Fluss. Wenn die Führung keine Visionen mehr hat, kommt das Ganze unweigerlich ins Straucheln. Das gilt ebenso, wenn der Vertrieb nichts mehr abgeben kann. Jede Ebene ist in ihrer energetischen Bedeutung gleichwertig. Im gesellschaftlichen Status und in der finanziellen Anerkennung sind wir jedoch davon in der Praxis noch weit entfernt.

Im klassischen Unternehmen findet eine Arbeitsteilung statt, bei der nicht jeder Mitarbeiter alle Stufen des Realisationspfades bedient. Die beste innere Haltung, um bei einer solchen Einseitigkeit selbst im Fluss zu bleiben, ist eine dienende Einstellung. Man versteht sich selbst als Zelle eines größeren Organismus und übernimmt nach bestem Können und Vermögen dienende Verantwortung für das Ganze. Tatsache wird sein, dass man mit einer solchen Einstellung schnell befördert wird. Befördert wird in der Regel von unten nach oben. Man rutscht also immer mehr in geistige und abstrakte Tätigkeiten des Leitens und Führens. Das kann durchaus zu Problemen führen, wenn die neue Stufe nicht den momentanen Neigungen und Fähigkeiten entspricht.

Eine interessante Idee wäre ein Unternehmen, in dem alle Stufen gleichwertig entlohnt werden und jeder nach seinen Neigungen und Fähigkeiten auf seiner Stufe dem Ganzen dient. Gesang und Meditation könnten helfen, ein starkes gemeinsames Feld aufzubauen und die Positionen der Mitarbeiter immer wieder optimal zu ordnen. Die Ordnungskriterien könnten sowohl persönliche Fähigkeiten sein, über die man sowieso verfügt, als auch neue Herausforderungen, um persönliches Wachstum zu ermöglichen.

Selbstständige haben das Privileg, auf allen Stufen des Realisationspfades gleichzeitig tätig zu sein. Das ist natürlich auch eine große Herausforderung.

Dies erfordert genaue Planung und Einteilung, wann und in welchem Umfang die einzelnen Aspekte berücksichtigt werden. Wenn beispielsweise zu wenig produziert und verkauft wird, weil zu viel geplant und verwaltet wird, kommt es unweigerlich zu Engstellen. Nach dem Prinzip von Pareto (ein italienischer Wirtschaftswissenschaftler des 19. Jahrhunderts) gibt es eine Tendenz, dass der Verdienst eines Selbständigen gerade einmal auf 20 % seiner Aktivitäten beruht. Die restlichen 80 % sind möglicherweise verschwendete Zeit und müssen immer wieder kritisch hinterfragt werden, wenn der Energiefluss frei fließen soll.

8.
Ergänzende Zusammenhänge und Übungen

Integration von Schattenanteilen

Im ursprünglichen Zustand sind wir ganz und alle Aspekte unseres Seins sind mit der Kraft des Herzens verbunden. Wir sind pure Lebendigkeit. Beispiele für lebendige Anteile sind: „lustvoll sein", „gefühlvoll sein", „aggressiv sein", „spontan sein". Im Laufe unseres Lebens gibt es jedoch prägende Erfahrungen, die es uns nicht mehr erlauben, alle unsere Seiten frei zu leben. Wenn wir etwas nicht leben durften, weil diese Anteile für uns scheinbar gefährlich wurden, entstanden abgespaltene Anteile unseres Selbst. Meist sind sie in der frühen Kindheit entstanden, weil beispielsweise unsere Eltern nicht wollten, dass wir diese Anteile lebten. Auch aus prägenden Begegnungen mit anderen Mitmenschen können solche Abspaltungen entstanden sein.

Die ungeliebten Anteile unseres Selbst werden bei starker Unterdrückung aus der Verbindung mit dem Herz-Chakra gelöst und in den Schattenbereich unserer Persönlichkeit verdrängt. Dadurch steht uns die Energie des abgetrennten und verdrängten Anteils nicht mehr in einer positiven Weise zur Verfügung. Abgetrennte Anteile werden durch die Verdrängung in den Schatten zu inneren Selbsteinschränkungen und inneren Hindernissen. Unsere Handlungen werden dann zunehmend stärker aus fehlgeleiteter und blockierter Energie bestimmt.

Das Zurückhalten von Lebensenergie hat fatale Wirkungen. Es entsteht ein innerer Druck, vergleichbar einem Dampfkessel. Dieser Druck richtet sich gegen den Menschen selbst und lässt ihn irgendwann erkranken. Er richtet sich auch gegen andere Menschen. Wer etwas in sich unterdrückt, wird auch im Außen unterdrückt und muss wiederum andere unterdrücken. Auch kann es sein, dass der Druck so groß ist, dass selbst ein kleiner Anlass, eine kurze Bemerkung reicht, um den ganzen Dampfkessel in einer Kurzschlusshandlung zur Explosion zu bringen.

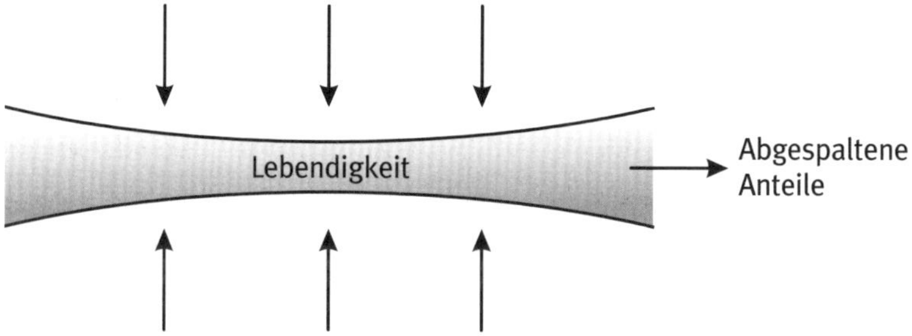

Abb. 22: Durch Unterdrückung lebendiger Impulse entstehen abgetrennte Anteile

Abgetrennte Anteile unseres Seins bleiben nicht im Schattenbereich. Früher oder später werden sie uns durch andere Menschen gespiegelt und aktiviert. So werden wir immer wieder gezwungen, uns mit unseren abgetrennten Anteilen auseinanderzusetzen. Ihr destruktives Wirken macht sich z. B. durch folgende Anzeichen bemerkbar:

- der Körper verspannt sich
- im Kopf kreisen die Gedanken ständig um dieselben Inhalte und Sätze
- ein innerer Stopp hält davon ab, das zu tun, was wir eigentlich tun wollen

- gefühlsmäßig wird das Herz-Chakra verschlossen (Taubheit in der Brust)
- spirituell wird die Verbindung zur höheren Weisheit unterbrochen
- soziale Kontakte werden nur noch oberflächlich geführt
- sexuelle Freude wird stark eingeschränkt
- man empfindet sich nur noch als Opfer
- man bekämpft andere
- die Handlungen und Gedanken sind nicht mehr von Leichtigkeit und Freude geprägt

Wenn wir achtsam werden für das Wirken unserer abgetrennten Anteile, haben wir bereits eine Grundlage, um sie aus ihrer destruktiven Position zu befreien. Wir können sie dann wieder bewusst integrieren. Für mich persönlich ist es sehr wichtig, Methoden an der Hand zu haben, die ich nach einiger Übung selbst anwenden kann, notfalls sogar im Alltagsleben. Aus verschiedenen Quellen habe ich mir deshalb Anregungen geholt, um eine geeignete Methode für die Integration abgetrennter Anteile zur Verfügung zu haben.[46] Diese Methode möchte ich Ihnen im Folgenden gerne vorstellen.

Die Anwendung der Methode mit Tönen und Dialogen setzt voraus, dass Sie bereits einige Zeit Erfahrungen mit inneren Dialogen oder als Therapeut gesammelt haben. Beispiele für innere Dialoge aus diesem Buch sind die Kommunikation mit dem Herz-Chakra zum eigenen „Weg des Herzens“, die Kommunikation in Verbindung mit einem Baum oder die Aussprache mit unserer Seele. Für den Dialog mit eigenen, abgetrennten Anteilen unseres Selbst ist eine klare und zielgerichtete Kommunikationsführung in liebevoll-achtsamer Weise erforderlich, weil abgetrennte Anteile durchaus die Tendenz haben, zu flüchten und sich zu zieren. Außerdem können unangenehme Gefühle auftreten und innere Widerstände aktiviert werden, die ein zielgerichtetes Weitergehen erschweren. Am Anfang empfiehlt es sich deshalb, mit einem Begleiter zu arbeiten, der Erfahrungen mit inneren Dialogen hat.

Die Arbeit mit abgetrennten Anteilen, also der Blick tief in unsere eigenen Schatten und Verletzungen, ist eine der größten Herausforderungen, der wir uns stellen können. Wir Menschen stellen die „verrücktesten" Dinge an, nur um uns nicht mit unseren Schatten auseinandersetzen zu müssen. Verständlicherweise haben wir Angst davor, den Deckel vom Topf der Verdrängung zu heben und hineinzuschauen. Dazu braucht es sehr viel Mut und auch Wissen über die Zusammenhänge. Wenn wir uns Wissen aneignen, verliert das Unbekannte jedoch seinen bedrohenden, angsteinflößenden Charakter. Wenn wir wirklich tiefe Heilung bewirken möchten, müssen wir uns den Verletzungen stellen und die abgetrennten Anteile wieder voll und ganz annehmen und lieben. Die Verletzung können wir nicht integrieren. Diese können wir erst einmal nur in Würde tragen. Was wir integrieren, also heilen können, sind die als Folge von Verletzung abgetrennten eigenen Anteile unseres Selbst.

Die Erlösung des Phänomens der abgetrennten Anteile ist, ihnen wieder den Weg zurück ins Herz-Chakra zu zeigen. Lassen Sie sich von diesem Ziel der Heimkehr ins Herz-Chakra die ganze Zeit während der Anwendung der Methode leiten. Sie können mit absoluter Gewissheit davon ausgehen, dass im Zentrum Ihrer multiplen Persönlichkeit immer das Herz-Chakra mit der unendlichen Kraft der Liebe und des Mitgefühls steht. Die Kraft des Herz-Chakras, die Liebe, kann alles Abgespaltene, Gehasste, Verurteilte, Verdrängte wieder annehmen. Dieses Integrieren mit dem Herz-Chakra ist echte Heilung. Das Prinzip dahinter ist einfach:

1. Anerkennen = Anschauen, Hinhören, der Wahrheit in Gesicht schauen
2. Annehmen = mit der Liebe des Herzens verbinden, ins Herz-Chakra nehmen
3. Loslassen = Vertrauen in die Kraft der Liebe haben

Für die Arbeit zur Integration von abgetrennten Anteilen ist es gerade zu Beginn wichtig, einen Raum des Vertrauens zu schaffen, in dem sich der verdrängte Anteil zeigen und äußern darf. Sorgen Sie deshalb dafür, dass Sie ungestört singen oder schreien können.

Sollten Sie bereits einige Erfahrungen mit der Methode gesammelt haben, ist es durchaus möglich, den inneren Dialog auch leise zu führen.

Wenn Sie bereit sind, dann stellen Sie einem abgetrennten Anteil jeweils eine Frage in der unten angegebenen Reihenfolge und lassen Sie ihn dann dazu Töne erzeugen. Die Fragen können laut hörbar gestellt werden oder als stiller innerer Dialog.

Erste Frage: „*Hallo, Anteil, was möchtest du?*"

Lassen Sie ihn dazu spontan tönen und alles äußern, was er herausbringen möchte. Es sind zunächst oft schrille und dissonante Töne. Lassen Sie den abgetrennten Anteil seine momentane Verfassung auch über Körperbewegungen und Körpersprache ausdrücken.

Wiederholen Sie die Frage mehrmals, bis er alles gesagt hat und Sie wahrscheinlich etwas erschöpft sind. Ergänzend und zur Unterstützung können Sie an dieser Stelle noch abschließend fragen: „*Möchtest du gehört werden?*" und „*Möchtest du gesehen werden?*"

Zweite Frage: „*Was ist deine tiefste Sehnsucht?*"

Die Sehnsucht nach der Wiedervereinigung mit dem Herz-Chakra, von dem er schmerzlich getrennt war, ist ausnahmslos immer da, auch wenn sie noch so tief zugeschüttet ist. Durch diese Frage wird der Anteil an diese Sehnsucht erinnert. Meist erfolgt auf diese Frage noch keine klare Antwort. Auch hier können Sie die Sehnsucht des abgetrennten Anteils mit Tönen wiedergeben.

Dritte Frage: „*Möchtest du geliebt werden?*"

Bei der Frage nach dem Geliebtwerden zieren sie sich manchmal etwas, bis ihnen das „Ja" über die Lippen kommt. Lassen Sie auch hier den Anteil weiter tönen.

Schlagen Sie anschließend dem abgetrennten Anteil Folgendes vor: „Es gibt einen Platz, an dem du all das, wonach du dich sehnst, bekommen kannst. Dieser Platz ist das Herz-Chakra in der Mitte der Brust."

Vierte Frage: *„Möchtest du ins Herz-Chakra gehen?"*

Die wenigsten abgetrennten Anteile werden jetzt sofort zustimmen und ins Herz-Chakra gehen. Es kommen Zweifel wie „Das ist eine Falle", „Ich bin viel zu schlecht für das Herz-Chakra", „Ich komme da nicht mehr raus" oder „Ich habe das nicht verdient". Deshalb schlagen Sie dem abgetrennten Anteil vor, dass Sie für ihn mit dem Herz-Chakra sprechen werden.

Sie fragen also als Nächstes das Herz-Chakra.

Fünfte Frage: *„Hallo, Herz-Chakra, würdest du den abgetrennten Anteil aufnehmen?"*

Das Herz-Chakra antwortet absolut und ohne Ausnahme mit „Ja". Jede andere Antwort käme nicht aus dem Herz-Chakra.

Sie wenden sich jetzt wieder an den abgetrennten Anteil und verweisen auf die positive Antwort des Herz-Chakras. Sagen Sie dem abgetrennten Anteil, dass das Herz-Chakra niemals jemanden festhalten oder zu etwas zwingen würde. Er kann jederzeit wieder aus dem Herz-Chakra herausgehen, wenn es ihm dort nicht gefallen sollte.

Singen Sie dann für den abgetrennten Anteil den Ton, der ihm hilft, den Weg ins Herz-Chakra zu nehmen. Visualisieren Sie dabei, wie der abgetrennte Anteil mithilfe des Gesangs in das Herz-Chakra geht und dort aufgenommen wird.

Beginnen Sie am besten mit einem *A*. Visualisieren und spüren Sie, wie der abgetrennte Anteil ins Herz-Chakra geht. Die meisten abgetrennten Anteile sind nach der langen Zeit der Trennung völlig erschöpft und legen sich meist bildlich gesehen in eine Hängematte oder auf eine grüne Wiese, um erst einmal auszuruhen. Damit beginnt der letzte Schritt: Vertrauen Sie auf die Kraft der Liebe, die durch Ihr Herz-Chakra wirkt.

Sie können den Dialog mit einem abgetrennten Anteil noch bereichern, indem Sie sich von dem Anteil seinen Namen nennen lassen oder ihm nach Ihrem spontanen Gefühl einen Namen geben. Beispiele für die Namen von abgetrennten Anteilen sind: der „Das-hat-doch-alles-keinen-Sinn", der „Das-wirst-du-nie-schaffen", der

„Kontrolleur“, der „Du-bist-nicht-schön-genug“, der „Du-kannst-doch-nicht-einfach“, der „Du-bist-nicht-gut-genug“.

Das war es. Sie können jetzt loslassen im Vertrauen darauf, dass die Energie des abgetrennten Anteils Ihnen ab sofort wieder in einer positiven und konstruktiven Weise für Ihr Leben zur Verfügung steht. Falls Sie Zweifel haben, fragen Sie ihn doch einfach: *„Anteil, was ist denn jetzt deine neue Aufgabe?“* Ich bin sicher, Sie werden über die Antwort überrascht sein.

Schematische Darstellung der Integration von Schattenanteilen

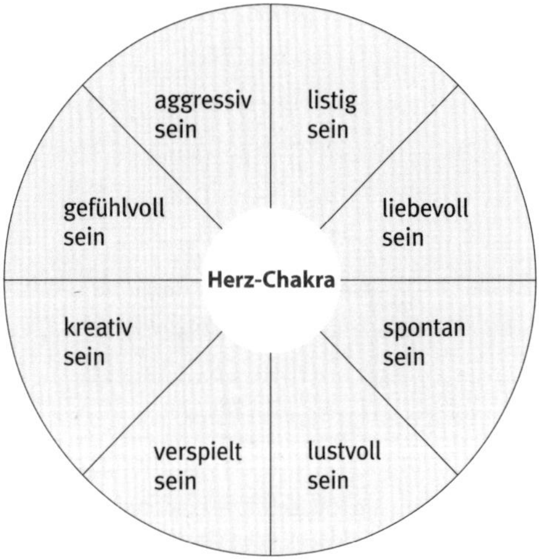

Abb. 23: Ursprünglich sind alle Anteile der Lebendigkeit mit dem Herz-Chakra verbunden (in der Ansicht ist nur ein kleiner Bereich dieser Anteile beispielhaft dargestellt)

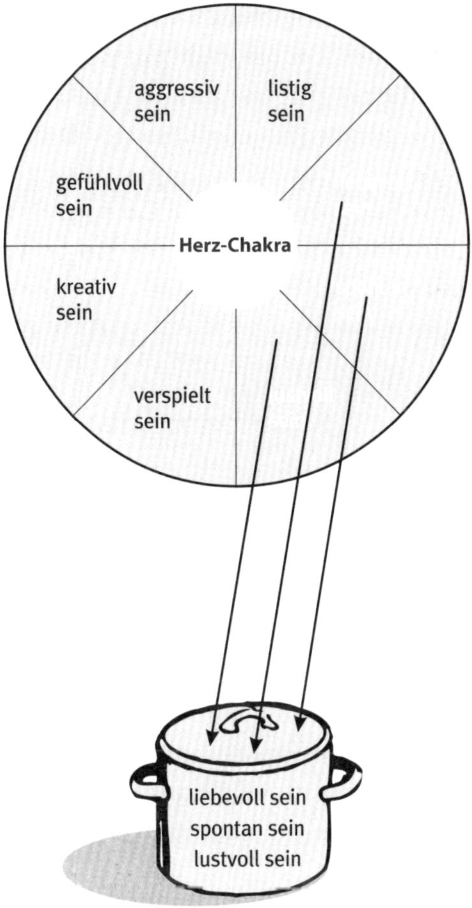

Abb. 24: Nicht erwünschte und als gefährlich empfundene Anteile werden aus der Verbindung mit dem Herz-Chakra abgetrennt und verdrängt

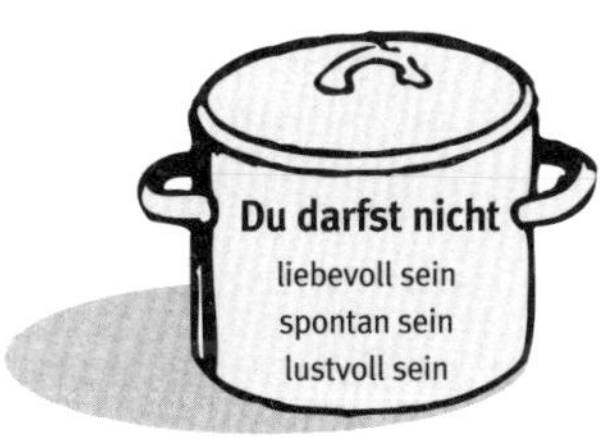

Abb. 25: Vom Herz-Chakra abgetrennte Anteile verändern ihr „Vorzeichen“: sie werden destruktiv

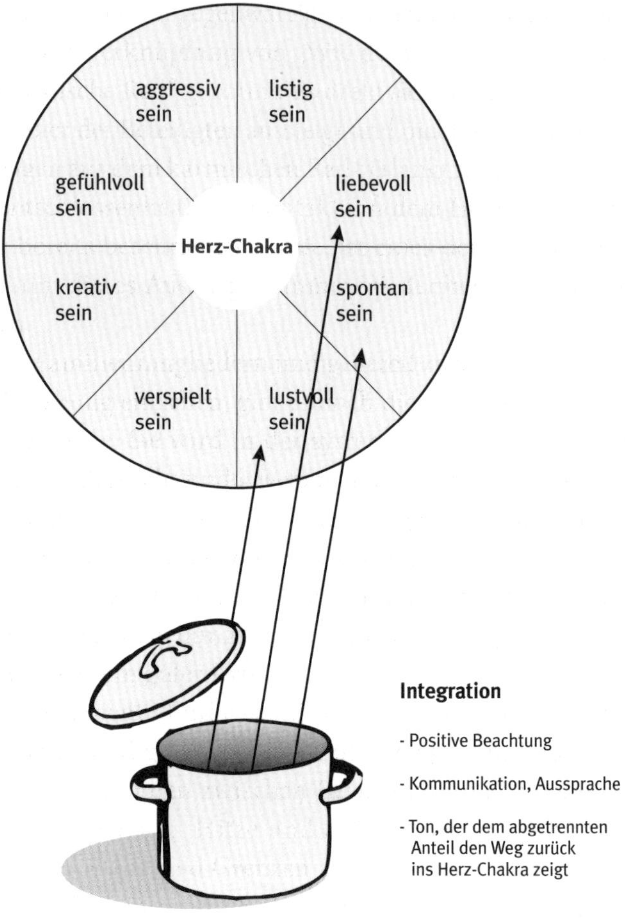

Abb. 26: Durch Beachtung und Kommunikation erfährt der abgetrennte Anteil Zuwendung und kann wieder mit dem Herz-Chakra verbunden werden

Zuwendung und positive Beachtung sind die Voraussetzung dafür, dass der abgetrennte Anteil wieder den Weg zurück ins Herz-Chakra nehmen kann. Ein gesungener Ton zeigt schließlich den Weg zurück ins Herz-Chakra. Die negative Wirkung wird erlöst und der wieder vereinte Anteil erhält sein altes, positives Vorzeichen zurück.

Atmung und Atemtypen

In diesem Abschnitt geht es für Sie möglicherweise um eine aufregende Entdeckung: das Erkennen Ihres Atemtyps. Ja, Sie haben richtig gelesen, die Atmung ist bei den Menschen offenbar grundsätzlich verschieden. Sie werden jetzt vielleicht verständnislos und mit Skepsis reagieren. Mir jedenfalls ging es genauso, als ich zum ersten Mal von den Atemtypen hörte. Da mir die Beschäftigung damit schließlich sehr viele positive Veränderungen ermöglicht hat, möchte ich Sie über dieses Thema informieren. Nehmen Sie einfach das, was sich für Sie richtig und gut anfühlt. Wenn es Sie anspricht, dann informieren Sie sich weiter, wenn nicht, dann lassen Sie diesen Abschnitt einfach los. Nutzen Sie das Positive für sich, aber machen Sie kein rigides Dogma daraus. Skepsis war auch die erste Reaktion des Gesangslehrers und -therapeuten Romeo Alavi Kia, bevor er schließlich zusammen mit Renate Schulze-Schindler ein grundlegendes Buch über die Atemtypen verfasste.[47] Es gibt zwei grundsätzlich verschiedene Atemtypen: Einatmer und Ausatmer. Beide sind in vielen Aspekten wie dem Körperbau, der Körperhaltung, dem Wesen und natürlich der Atmung polar, also gegensätzlich zueinander.

Die Entscheidung, ob wir Einatmer oder Ausatmer sind, fällt bereits mit unserem ersten Atemzug, wenn wir das Licht der Welt erblicken. Einatmer oder Ausatmer sind wir also von Geburt an und bleiben es auch ein Leben lang. Also sind auch Sie entweder Einatmer oder Ausatmer. Diese Entscheidung fällen wir nicht selbst, sie ist abhängig vom Kräfteverhältnis zwischen Mond und Sonne zum Zeitpunkt unserer Geburt. Wenn die Kraft des Mondes überwog, spricht man von einem lunaren Atemtyp. Dieser lunare Atemtyp ist ein sogenannter Einatmer. Er bezieht seine Kraft überwiegend aus dem Einatmen. Das Einatmen ist bei ihm natürlicherweise aktiv, während das Ausatmen ein eher passiver Vorgang ist. Entsprechend spricht man von einem solaren Atemtyp, wenn die Kraft der Sonne bei der Geburt überwog. Dieser solare Atemtyp ist ein sogenannter

Ausatmer. Er bezieht seine Kraft überwiegend aus dem Ausatmen. Das Ausatmen geschieht bei ihm aktiv, quasi schiebend, während das Einatmen ein passives Einströmen ist. Jeder der beiden Atemtypen atmet grundsätzlich anders und das hat enorme Auswirkungen auf das Singen und auf viele andere Bereiche des Lebens.

Die Art und Weise, wie wir unsere Kraft einsetzen, hat mit unserem grundlegenden Atemtyp zu tun. Ein kleiner Test: Stellen Sie sich vor, Sie wollten mit aller Kraft den festsitzenden Deckel eines Schraubglases lösen. Atmen Sie dabei aus, um die nötige Kraft zu gewinnen, oder atmen Sie dabei ein bzw. halten Sie den Atem an, um die erforderliche Kraft aufzubringen? Wenn Sie dabei ausatmen, sind Sie möglicherweise ein Ausatmer. Wenn Sie vorher einatmen und dann die Luft anhalten, sind Sie möglicherweise ein Einatmer.

Der kleine Test oben liefert nur *möglicherweise* ein richtiges Ergebnis, weil wir häufig im Laufe des Lebens den Kontakt zu unserem natürlichen Atemtyp und damit zu unserer Kraft verlieren. Durch Erziehung oder andere Vorbilder und Umstände haben wir Verhaltensweisen erlernt, die nicht mehr unserem eigenen, ursprünglichen Atemtyp entsprechen. Diese Verhaltensweisen ziehen uns folglich auch weg aus unserer Kraft und lassen uns nicht unser ganzes Potenzial ausschöpfen. Da das Verhältnis von Sonne und Mond zum Zeitpunkt der Geburt als prägend für den Atemtyp erkannt wurde, ist es möglich, für die meisten Menschen den Atemtyp zu berechnen. Bei einigen wenigen besteht ein ausgewogenes Verhältnis beider Kräfte. Bei diesen „Fragezeichen“ genannten Typen hilft die Berechnung nicht weiter und zur Bestimmung des Atemtyps müssen andere Merkmale ausgewertet werden. Zum Zeitpunkt der Veröffentlichung dieses Buches gab es im Internet die Möglichkeit, bei der Mannheimer Ärztin Dr. Charlotte Hagena unter www.terlusollogie.de durch Eingabe des Geburtsdatums seinen Atemtyp berechnen zu lassen. Dr. Charlotte Hagena gehört zu den Pionieren der Atemtypenlehre.

Die meisten Gesangsschulen und auch Meditations- und Körperschulen gehen davon aus, dass der Atem bei allen Menschen gleich funktioniert. Das, was an Übungen und Einstellungen gelehrt und vermittelt wird, stimmt dann häufig nur für eine Hälfte der betroffenen Schüler oder Teilnehmer. So geht beispielsweise die übliche Praxis der klassischen Gesangsausbildung von einem tiefen Atmen in den unteren Bauch aus. In die Brust atmen wird als „pathologisch" abgetan. Dies ist richtig, jedoch nur für Ausatmer. Für Einatmer, also die andere Hälfte der Sängerinnen und Sänger, ist die weitende Dehnung des Brustkorbes der richtige Ansatz, um den Ton zu fassen, während der untere Bauch fast nicht bewegt wird.

Obwohl ich Einatmer bin, hatte ich mir viele Jahre lang antrainiert, in den Bauch zu atmen. Trotz lobender Worte für meine schöne Bauchatmung wurde das Singen für mich immer schwieriger und anstrengender statt leichter und freier. Es war schließlich eine tiefe Befreiung, als ich in einem Seminar von Romeo Alavi Kia von der Last einer nicht zu mir passenden Atemtechnik erlöst wurde. Nachdem wir unsere Atemtypen bestimmt hatten, massierten wir uns gegenseitig mit der speziell auf unseren Atemtyp abgestimmten Massage. Dies war ein unbeschreibliches und unvergessliches Erlebnis. Selten zuvor hatte ich mich so in der Tiefe meines Wesens angenommen und anerkannt gefühlt wie bei dieser Massage. Seinem wahren Atemtyp gemäß zu atmen und sich zu bewegen kann wirklich sehr angenehm sein. Es war ein Gefühl wie die Entfaltung einer Blüte, die lange Zeit verschlossen war.

Nachfolgend ist eine Tabelle von verschiedenen atemtypspezifischen Merkmalen aufgelistet, die nur einen ersten Eindruck von der Bedeutung der Atemtypen vermitteln soll. Für weitergehende Informationen empfehle ich das genannte Buch und eine Internetrecherche zum Thema „Atemtypen". Die Polarität der Atemtypen zeigt, dass wir nicht alle gleich sind, dass möglicherweise Ihr Partner, Ihr Kind, Ihr Schüler, Ihr Patient, Ihr Gegenüber grundsätzlich anders ist in der Art, wie er sich die Lebenskraft holt, die im Aufnehmen und Abgeben des Atemstroms enthalten ist. Die Beschäftigung mit den Atemtypen fördert daher die Toleranz und die Achtsamkeit im Umgang mit uns und unseren Mitmenschen.

Ausatmer, solar	**Einatmer, lunar**
bezieht die Kraft aus dem Ausatmen	bezieht die Kraft aus dem Einatmen
aktives Ausatmen ist kraftspendend der Atem ist bei der Ausatmung aktiv schiebend	aktives Einatmen ist kraftspendend der Atem ist bei der Einatmung aktiv saugend
Kraftseite ist links	Kraftseite ist rechts
schläft am besten auf dem Bauch oder der Herzseite	schläft am besten auf dem Rücken oder der rechten Seite
Statiker: Je mehr er zur Ruhe kommt, desto mehr findet er zu sich selbst Ruhe ist die Basis für sein Tun	Dynamiker: Je mehr er in Dynamik und Bewegung kommt, desto mehr findet er zu sich selbst
negative Ausprägung: gerät in Hektik, außer sich, überdreht	negative Ausprägung: kommt nicht in die Gänge
bearbeitet am besten eine Sache nach der anderen	kann gut mehrere Sachen gleichzeitig bearbeiten

Tabelle 5: Einige grundlegende Unterschiede zwischen Einatmer und Ausatmer

Planeten und Tritonus

Schon Pythagoras entwarf in der griechischen Antike eine Theorie von der Weltharmonik, wonach alle Dinge im Universum von Schwingungen geschaffen sind und schwingen. Zwischen allen Erscheinungen der sichtbaren und unsichtbaren Welt vermutete er eine wechselseitige Kommunikation und Resonanz. Vieles spricht dafür, dass es eine harmonikale Struktur der Welt gibt. Die Gesetze und Wirkungsweisen von Schwingung und Harmonien finden wir im Kleinen wie im Großen. Wissenschaftler der Duke University in Chicago waren überrascht, als sie bei einer Untersuchung an über 500 Personen feststellten, dass Menschen beim Sprechen bevorzugt Tonfolgen, also Intervalle, verwenden, die in einem nach musikalischen Begriffen harmonischen Verhältnis zueinander stehen, wie etwa die Oktave und die Quinte. Dies gilt für so unterschiedliche Sprachen wie Englisch und Chinesisch.[48] Selbst Planeten wie die Erde oder die Sonne schwingen rhythmisch und erzeugen Schwingungen. Gäbe es Luft im All, könnten wir die Sonnenmelodie auf der Erde hören. Die Sonne wird von turbulenten Gasen in ihrem Inneren in Schwingung versetzt, während es bei der Erde im Innern rotierende Lava ist, die die Erdoberfläche zum Schwingen bringt und ein tiefes, unhörbares Erdbrummen erzeugt. Andere Schwingungen finden wir in der Eigenrotation der Planeten und in ihren Umlaufbahnen. Der Schweizer Mathematiker und Musikforscher Hans Cousto hat die kosmischen Töne für uns hörbar gemacht, indem er das alles verbindende Prinzip der Oktave beispielsweise auf die Umdrehung der Erde angewendet hat. Dabei sind hochinteressante Zusammenhänge herausgekommen und sogar eine Verbindung zu unseren Chakras konnte hergestellt werden.[49]

Durch das Oktavgesetz (siehe Kapitel 1) ist es möglich, das gesamte Sonnensystem in den hörbaren Bereich zu transformieren. Die Oktave ist der erste natürliche Oberton und wiederholt sich jeweils auf einer höheren Ebene in jeder Schwingungsreihe bis ins Unendliche. Die Anzahl der verwendeten Oktaven ist praktisch wie der Verkleinerungsmaßstab einer maßstabsgetreuen Landkarte zu sehen. Am Beispiel des Tagestons der Erde soll das Prinzip der Oktavierung dargestellt werden: Wir haben 24 Stunden bzw. 86400 Sekunden für eine Schwingung. Um die Frequenz in *Hz*, also Schwingungen pro Sekunde, umzurechnen, teilen wir 1 durch 86400 und erhalten 0,0000116 Hz als Tageston der Erde. Dieser Ton ist für unsere Ohren nicht hörbar und wir oktavieren, d. h. verdoppeln den Ausgangston so lange, bis wir eine hörbare Schwingung erhalten. Dies ist nach der 24. Verdoppelung der Fall. Wir haben den Wert von 194,18 Hz erreicht. Dies entspricht in unserer Tonleiter einem G. Sie können das übrigens ganz einfach mit einem Taschenrechner nachrechen oder anschaulicher mit einem Tabellenkalkulationsprogramm auf dem Computer.

Ein anderer für uns wesentlicher Rhythmus ist der Jahresrhythmus. Ein Jahr hat genau 365,2422 Tage pro Schwingung. Nach der 32. Verdoppelung erhalten wir 136,10 Hz, das entspricht einem Cis auf dem Klavier. Für die ersten vier Chakras vom Wurzel-Chakra bis zum Herz-Chakra sowie für das siebte Chakra nimmt Cousto die Zuordnung zu einzelnen Planetentönen nach der folgenden Tabelle als gesichert an:

Wurzel-Chakra	194,18 Hz	Tageston der Erde	G	Farbe: orange-rot
Hara-Chakra	210,42 Hz	Synodischer Mondton	Gis	Farbe: orange
Solarplexus-Chakra	126,22 Hz	Sonnenton	H	Farbe: gelbgrün
Herz-Chakra	136,10 Hz	Jahreston	Cis	Farbe: blaugrün
Scheitel-Chakra	172,06 Hz	Ton des platonischen Jahres (der Ton der großen Zeitalter)	F	Farbe: violett

Tabelle 6: Zuordnung von Planetentönen zu den Chakras

Die angegebenen Farben in der Auflistung ermittelt man, indem die Oktavierung noch weiter fortgeführt wird, bis Frequenzen erreicht werden, die der Wellenlänge des sichtbaren Lichts entsprechen. Die Übereinstimmung mit den Elementen – der Mond repräsentiert das Wasser und die Sonne das Feuer – sowie den Spektralfarben des Lichts ist wirklich eindrucksvoll.

Beim intuitiven Singen der Vokale aus den Chakras heraus konnte ich die oben in der Tabelle ausgewiesene Zuordnung zu den Tönen unseres Tonleitersystems nicht bestätigen. Ich habe dazu viele Aufnahmen ausgewertet und für das Wurzel-Chakra eher ein tiefes C oder D ermittelt. Das bedeutet aber nicht, dass das eine richtig und das andere falsch ist. Der genaue Zusammenhang ist einfach noch nicht entdeckt worden. Nach eigenen Versuchen rate ich dazu, keine Töne von außen über ein Instrument vorzugeben, sondern wirklich frei und spontan aus den Chakras zu singen und einfach den ersten Ton zu nehmen, der aufsteigt. Die absolute Zuordnung der Chakras zu einem bestimmten Ton oder einer Tonart ist für das Praktizieren der „Lieder der Chakras" wie dem Singen der *Chakraflöte* nicht erforderlich. Insofern sind solche mathematischen Betrachtungen zunächst mehr theoretischer Natur, und doch ist es spannend und aufregend, hier einmal weiter zu forschen. So lassen Auswertungen von Aufnahmen der *Chakraflöte* als häufigstes Intervall zwischen den einzelnen Chakras eine Quarte erkennen. Dies gilt zumindest für die unteren Chakras. Ab dem Herz-Chakra sind die Tonhöhenabstände der Aufnahmen dann nicht mehr eindeutig zu bestimmen. Eine Quarte aufwärts singen Sie, wenn Sie die beiden ersten Töne aus dem Lied „Das Wandern ist des Müllers Lust" singen.

Angenommen, der Quartabstand zwischen den einzelnen Chakras wäre richtig, dann wären das genau sechs Quarten oder zweieinhalb Oktaven. Ausgehend von einem C im Wurzel-Chakra wäre dann der siebte Ton im Kronen-Chakra ein Fis. Zwischen C und Fis steckt ein wahrhaft spannendes und aufregendes Intervall: der Tritonus. Der Tritonus entsteht, wenn die Oktave als Prinzip der Einheit und der Ganzheit in zwei polare Hälften gespalten wird. Dementsprechend klingt der Tritonus sehr dissonant und ist für die meisten Menschen schwer auszuhalten. Der Tritonus drückt wie kein anderes musikalisches Intervall Polarität aus. Der Tritonus symbolisiert das Herausfallen aus der Schöpfung von der Einheit in die polare Zweiheit. In der Bibel wird dieses Herausfallen aus der Einheit als „Sündenfall" dargestellt. Kein Wunder also, dass der Tritonus als das „teuflische Intervall", als „diabolus in musica" gebrandmarkt wurde und wohl auch zeitweise durch die Kirche verboten war. Der Tritonus wurde in den Schatten verdrängt, quasi dämonisiert. Am Tritonus können wir sehen, dass alles Verdrängen nichts nützt, denn wenn Sie die Intervallabstände der Planetentöne näher betrachten, werden Sie vielleicht überrascht feststellen: Das Intervall, also der Tonabstand zwischen dem Tageston „G“ und dem Jahreston „Cis“ der Erde, ist ebenfalls der Tritonus. Tagesrhythmus und Jahresrhythmus stehen im Tritonus zueinander. Der Tritonus ist also offensichtlich eine ganz wichtige Harmonie für die Erde, er ist sozusagen allgegenwärtig. Er findet sich auch in der naturgesetzlichen Obertonreihe als zehnter Oberton zum Grundton und im Verhältnis zwischen viertem Oberton (große Terz) und sechstem Oberton (kleine Septime) sowie neuntem Oberton (große Terz).

Nach der Entdeckung dieser Zusammenhänge haben wir im Rahmen des Chakra-Vokal-Ensembles mit dem Tritonus experimentiert. Eine Hälfte der Sängerinnen und Sänger hat den Grundton G gesungen, die andere Hälfte den oberen Ton, das Cis im Tritonus-Abstand, und dies über längere Zeit. Was, glauben Sie, ist passiert? Die Probe musste für längere Zeit unterbrochen werden, weil auf einmal alle anfingen, sich zu beschimpfen, und sogar untereinander handgreiflich wurden. Der Tritonus hatte gnadenlos verdrängte Schattenanteile hochgeholt und aktiviert. Bevor Sie mit dem Tritonus experimentieren, sollten Sie sich also mit der Technik zur Integration von abgetrennten Anteilen befasst haben (siehe den Abschnitt *Integration von Schattenanteilen* am Beginn dieses Kapitels). Der Tritonus selbst ist weder gut noch schlecht, er legt lediglich das Verdrängte frei. Ich kann mir vorstellen, dass man sogar eine Tritonus-Therapie entwickeln könnte, um Schattenanteile zu integrieren. Möglicherweise liegt im Tritonus ein großes Heilpotenzial verborgen.

Im Abschnitt über die Integration von Schatten und an anderen Stellen in diesem Buch wird ausführlich auf die zentrale Stellung des Herz-Chakras für die Integration und damit Heilung hingewiesen. Das Herz-Chakra hat diese Mittlerfunktion zwischen oben und unten, zwischen Geist und Materie, und ist in der Lage, das Getrennte wieder zu vereinigen und daraus etwas neues Ganzes zu machen. Wir haben an anderer Stelle bereits über die Spannung zwischen Geist und Materie gesprochen als Voraussetzung für den Schöpfungsklang. Solange wir auf der Erde sind, werden wir Spannung erleben und aushalten müssen. Die Geschichte des Menschen ist die Geschichte vom freien, unbegrenzten Geist, der sich um der Erkenntnis willen in die Polarität begibt, in die Begrenzungen von Zeit und Raum, wo es ein Oben und Unten, ein Du und Ich, ein Vorher, Nachher und ein Nacheinander in der Zeit gibt. Gelegentlich schaffen wir es, die Polarität aufzuheben und Momente des Einsseins zu erfahren, z. B. mit einem Partner oder in Meditation. Der Preis des Einsseins ist der Verlust der Spannung. Wenn die Polarität durch Vereinigung aufgehoben wird, bricht die Spannung zusammen. Deshalb ist es unter anderem wichtig, dass Männer wieder mit kraftvollen Männern zusammenkommen und Frauen mit anderen kraftvollen Frauen, damit sie ihren Pol wieder für neue Spannung aufladen können.

Atem- und Körperübungen für die Chakras

1. Chakra-Vokal-Meditation – Ausführliche Anleitung für die Chakraflöte

Diese Meditation mit gesungenen Vokalen aus den Chakras heraus ist die Urübung für die „Lieder der Chakras“. Über die Dauer des Tönens in den einzelnen Chakras brauchen Sie sich keine Gedanken zu machen. Wenn Sie einmal angefangen haben, z. B. ein *A* länger als 30 Sekunden zu singen, dann entsteht eine innere Eigendynamik, die bewirkt, dass Sie den Ton so lange singen möchten, bis eine spürbare Öffnung und Weitung eingetreten ist. Sie können darauf vertrauen, dass Ihr Körper das richtige Timing selbst bestimmt. Für die Anrede wird bei dieser Übung das persönliche *Du* gewählt.

Übung:

Setze dich bequem hin, schließe sanft deine Augen und gehe mit dem Bewusstsein nach innen. Lasse den Unterkiefer locker herunterhängen und öffne die Lippen einen Spalt weit.

Gehe mit deinem Bewusstsein in dein Wurzel-Chakra am Damm, genau in der Mitte, wo du aufsitzt. Verweile dort einen Moment und stelle dir vor, wie sich aus deinem Wurzel-Chakra heraus Wurzeln bilden, die tief hinunter zur Erde wachsen. Wenn du in einem Gebäude sitzt, wachsen die Wurzeln durch das Gebäude hindurch in die Erde unter dem Gebäude. Deine Wurzeln breiten sich in der Erde aus. Es ist eine fruchtbare, feuchte und wohlriechende Erde, die dir Halt und Nahrung gibt. Deine Wurzeln breiten sich immer weiter aus, eine tiefe Wurzel ragt sogar bis zum Erdmittelpunkt.

Auch aus deinen Füßen und deinem Steißbein am Ende der Wirbelsäule wachsen Wurzeln und verbinden dich ebenfalls mit der Erde. Spüre diese Verbindung eine Weile. Spüre auch, wie Erdenergie über dein Wurzel-Chakra in deinen Körper strömt. Gehe dann mit dem Bewusstsein ganz in die Mitte deines Wurzel-Chakras am Damm.

Lasse dann von dort ein tiefes *U* ertönen. Achte darauf, dass es wirklich ein *U* ist. (Es gibt gelegentlich die Tendenz, ins *o* zu rutschen.) Singe das *U* so lange, bis sich die Schwingung angenehm im gesamten Bereich des Wurzel-Chakras ausgebreitet hat. Gehe dann mit dem Bewusstsein ein Stückchen höher in deinem Körper in dein Harazentrum unterhalb des Bauchnabels und lasse von dort ein *o* wie in *Mond* ertönen. Singe das *o* so lange, bis sich die Schwingung angenehm im ganzen Harazentrum ausgeweitet hat. Gehe dann mit dem Bewusstsein ein Stückchen höher in dein Solarplexus-Chakra oberhalb des Bauchnabels, direkt unterhalb des Brustbeins, und lasse von dort ein *O* wie in *Sonne* ertönen. Singe das *O* so lange, bis sich die Schwingung angenehm im ganzen Solarplexus-Chakra ausgeweitet hat. Gehe dann mit dem Bewusstsein ein Stückchen höher in dein Herz-Chakra in der Mitte der Brust auf Höhe des Herzens und lasse von dort ein *A* wie in *Ja* ertönen.

Singe das *Ja* so lange, bis sich die Schwingung angenehm in deiner ganzen Brust ausgeweitet hat. Gehe dann mit dem Bewusstsein ein Stückchen höher in dein Kehlkopf-Chakra am vorderen unteren Hals und lasse von dort ein *E* ertönen wie in *Seele*. Lasse das *E* zunächst ganz sanft und weich ertönen, bis es von allein etwas voller wird. Spüre, wie sich dein Kehlkopf-Chakra weitet und sich die Schwingungen im gesamten Halsbereich ausbreiten. Gehe dann mit dem Bewusstsein ein Stückchen höher in dein Stirn-Chakra in der Mitte der Stirn und lasse von dort ein *I* ertönen. Visualisiere, wie sich Klarheit in deinem Stirn-Chakra ausbreitet und sich dein Stirn-Chakra weitet. Gehe dann mit dem Bewusstsein ein Stückchen höher in deinem Körper bis zur höchsten Stelle deines Kopfes zum Kronen-Chakra. Gehe gleichzeitig mit dem Bewusstsein zum Wurzel-Chakra am Damm und spüre nochmals in deine Verbindung zur Erde. Lasse ein kurzes tiefes *U* ertönen und gehe dann mit dem Bewusstsein in dein Kronen-Chakra am Scheitel des Kopfes. Gehe ein Stückchen über den Kopf hinaus, aber nur so weit, wie du von der Erde getragen wirst, und lasse dann ein *M* ertönen. Sei nach einer Weile ganz still und spüre deine Verbundenheit mit deiner Seele. Gehe dann langsam wieder mit dem Bewusstsein in deinen Körper zurück, zuerst in deinen Kopf, dann in den Hals, schließlich in die Brust. Lasse aus deinem Herz-Chakra in der Mitte der Brust nochmals ein *A* ertönen. Gehe dann zum Ausgangspunkt deiner Reise zurück in dein Wurzel-Chakra am Damm und lasse von dort ein *U* ertönen. Spüre den Kontakt zur Erde, komme dann sanft wieder in den Raum zurück und öffne deine Augen.

2. Übungen für die Chakras

Wurzel-Chakra

Stellen Sie sich stabil hin. Die Arme hängen seitlich am Körper herunter. Heben Sie jetzt die Arme etwas an (ca. 45 Grad) und halten Sie die Hände so, dass die Handinnenflächen parallel zur Erde sind. Singen Sie dann ein tiefes *U* aus dem Wurzel-Chakra. Verbinden Sie sich dabei mit der Erde über Ihr Wurzel-Chakra am Damm, die Beine und Füße sowie Ihre Hände. Spüren Sie, wie Sie von der Erdenergie regelrecht getragen werden. Wenn Sie so mit der Erde verbunden sind, dann probieren Sie zusätzlich aus, ob Sie vom hinteren Ende der Wirbelsäule, am Steißbein, eine weitere Verbindung zur Erde aufbauen können. Gelegentlich erscheint zu dieser hinteren Erdverbindung das Bild eines Tierschwanzes wie bei einer Echse oder einem Känguru.

Hara-Chakra

Legen oder setzen Sie sich bequem hin, gehen Sie mit Ihrem Bewusstsein in den unteren Bauch und lassen Sie dabei ein langgezogenes *Booo* ertönen. Nachdem Sie eine Weile so getönt haben, visualisieren Sie einen Kraftraum oder ein Kraftfeld, das sich aus Ihrem Hara-Chakra aufbaut. Es kann beispielsweise die Form einer dicken „Hara-Walze" oder „Hara-Keule" haben. Finden Sie Ihre eigene Form, die Kraft der unmittelbaren Umsetzung des Hara-Chakras zu stärken.

Sie können die Energie zusätzlich verstärken, indem Sie beim Ausatmen (ohne Tönen) die Energie bewusst nach unten ins Hara-Chakra leiten.

Solarplexus Chakra

Hier geht es darum, die Feuerenergie zu entfachen. Stellen Sie sich vor, Sie hätten ein Schwert in der Hand, und führen Sie damit einen Übungsschlag aus. Dabei stoßen Sie einen lauten und durchdringenden Ton aus wie z .B *Tscha*.

Das Gleiche können Sie in Ihrer Vorstellung machen, indem Sie die Stellung eines Bogenschützen einnehmen und einen imaginären Pfeil abschießen, ebenfalls begleitet von einem durchdringenden Ton. Das Bewusstsein konzentriert sich dabei auf das Solarplexus-Chakra.

Herz-Chakra

Stellen Sie sich hin, legen Sie die Hände auf der Brust übereinander und visualisieren Sie die Affirmation „Mein Herz weitet sich ins Unendliche". Lassen Sie dann bei weit geöffnetem Mund ein *A* ertönen. Wenn Sie zur Öffnung bereit sind, bewegen Sie die Hände von Ihrer Brust weg und öffnen Sie sich so weit wie möglich, indem Sie Hände und Arme langsam immer weiter öffnen, bis Sie schließlich die Arme rechts und links vollständig ausgebreitet haben. Jubilieren Sie lauthals Ihr *A* oder *Jaaa*.

Kehlkopf-Chakra

Hören Sie die wundervollste Musik, die Sie finden können. Hören Sie auch gut eingespielte Musik von Mozart, z. B. die Violinkonzerte.

Singen Sie verschiedene schöne Melodien, indem Sie die Worte durch *de dee, dedede dee* entsprechend dem Melodieverlauf ersetzen. Beginnen Sie sanft und leise.

Stirn-Chakra

Schauen Sie längere Zeit in die Mitte einer Kerzenflamme. Tönen Sie dazu spontan aus dem Stirn-Chakra.

Singen Sie *Miiiüü* aus dem Stirn-Chakra.

Schauen Sie mit Ihren Augen nacheinander nach links oben, nach rechts oben, nach links unten, nach rechts unten. Schielen Sie dann einige Male abwechselnd auf die Nase und nach oben zur Stirn. Beim Stirn-Chakra, auch drittes Auge genannt, geht es unter anderem um das innere Sehen. Inneres und äußeres Sehen korrespondieren. Da der Sehsinn mit dem Solarplexus-Chakra verbunden ist, werden Augengymnastik und die Erweiterung des Sehfeldes auch das dritte Chakra harmonisieren.

Scheitelchakra

Schauen Sie in einer sternklaren Nacht in den Kosmos und drehen Sie sich mehrere Male im Kreis nach links und nach rechts. Zusätzlich können Sie dabei tönen oder innerlich eine passende Affirmation sprechen, z. B.: „Das Universum unterstützt mich in jedem Moment.“

3.Alles, was gut tut

Füße und Zehen massieren

In unseren Füßen haben wir über die Fußreflexzonen Zugang zu unserem gesamten Körper. Wir können durch die Massage der Füße sofort unseren ganzen Körper in die Hand nehmen und ihn liebevoll verwöhnen. Wenn Sie einen klaren Kopf brauchen, hilft es, kurz die Schuhe auszuziehen und einfach einmal mit beiden Händen die Füße nacheinander kräftig durchzuwalken. Der große Zeh steht beispielsweise stellvertretend für den Kopf und im Ansatz für den Nacken. Für weitere Informationen gibt es Fachbücher zur Fußreflexzonenmassage.

Doppelseitiges Atmen

Dies ist eine einfache Körper-Atem-Koordinationsübung mit einer erstaunlich zentrierenden und klärenden Wirkung. Halten Sie dazu den Daumen einer Hand unter das Kinn. Verschließen Sie jetzt entweder mit Zeigefinger oder Mittelfinger ein Nasenloch, indem Sie den Finger auf den Nasenflügel legen. Atmen Sie durch das andere freie Nasenloch tief ein. Nach dem Einatmen kontrahieren Sie mehrmals die Beckenbodenmuskulatur. Sie ziehen dazu den Beckenboden an, als wenn Sie „einhalten“ wollten, und lassen wieder los. Falls möglich, spannen und entspannen Sie die Beckenbodenmuskulatur siebenmal in der Pause zwischen dem Einatmen und dem Ausatmen. Vor dem Ausatmen öffnen Sie die verschlossene Nasenseite und verschließen die andere Seite mit einem Finger. Sie atmen jetzt durch das gerade geöffnete Nasenloch aus. Durch dieses Nasenloch atmen Sie auch wieder ein und kontrahieren dann wieder die Beckenbodenmuskulatur wie beschrieben. Führen Sie die Übung insgesamt ca. zwei Minuten lang durch.

Verbundene Dreiecke

Diese Übung ist eine Partnerübung für mindestens zwei oder mehr Menschen. Die Grundlage für diese Übung stammt von Phyllis Krystal.[50] Wir haben sie um die Erdverbindung nach unten erweitert und damit gute Erfahrungen gemacht. Die Übung verbindet alle Aspekte des Seins vom Erdmittelpunkt bis zur Weltenseele in einer harmonischen Weise miteinander.

Für die Übung visualisieren die Partner zunächst eine Energieverbindung zwischen ihren Wurzel-Chakras. Es kann eine Lichtlinie sein oder auch ein anderes entsprechendes Bild. Die Verbindung von Wurzel-Chakra zu Wurzel-Chakra ist sozusagen die Basislinie. Wenn diese Verbindung hergestellt ist, visualisieren die Partner aus ihrem Wurzel-Chakra jeweils eine Energieverbindung bis zum Erdmittelpunkt. Im Erdmittelpunkt vereinigen sich die Verbindungen und es entsteht ein unteres Dreieck mit den oberen Eckpunkten von Wurzel-Chakra bis Wurzel-Chakra und dem unteren Eckpunkt, dem Erdmittelpunkt.

Wenn das untere Dreieck stabil ist, wird als nächster Schritt ein oberes Dreieck visualisiert. Dazu visualisieren die Partner eine Lichtsäule aus dem Wurzel-Chakra durch den eigenen Körper bis zum Kronen-Chakra am Scheitel und darüber hinaus bis zu einem gemeinsamen Seelenpunkt. An diesem oberen Seelenpunkt vereinigen sich die beiden Energie- und Lichtstrahlen zur Spitze des oberen Dreiecks. Ergänzend kann nach dem Aufbau des unteren Dreiecks zuerst noch eine Verbindung von Herz-Chakra zu Herz-Chakra hergestellt werden.

Allein der Aufbau des Dreiecks ist bereits sehr wohltuend und stabilisierend. Es ist eine schöne Form der gemeinsamen Meditation. Durch die Verbindung nach unten und oben wird eine harmonische Zentrierung und Tiefe erreicht. Häufig werden innere Erkenntnisse initiiert. Durch das Einnehmen einer solchen geweiteten Haltung ergibt sich automatisch ein erweiterter innerer Gehalt. Die Haltung der verbundenen Dreiecke bietet sich darüber hinaus an, um Fragen zu stellen. Die Antworten kommen dann aus der Seelenebene jenseits von Zeit und Raum. Die Antworten können in Form von Bildern oder inneren Dialogen erfolgen. Wir haben die verbundenen Dreiecke einmal im Kreis einer Männerrunde visualisiert und anschließend spontan dazu gesungen. Dies war eine sehr schöne und tief wirkende Erfahrung. Einer der Teilnehmer beschrieb es anschließend mit den Worten „Fünf Männer im Lichte Gottes“.

Danksagung

Ich danke meiner verstorbenen Frau Doris Sevenich-Gebauer für die liebevolle Begleitung und Unterstützung bei diesem Projekt. Mein Dank gilt auch den Männern und Leitern des Männerprojekts von Walter Mauckner und Axel R. Schmidt, insbesondere Klaus-Peter Teuschen, die mich ermutigt haben, das Singen mit den Chakras weiterhin zu lehren. Für tatkräftige Hilfe bei der Recherche danke ich Elisabeth Schallehn und Eva Mosler. Für Kraft und Inspiration aus dem gemeinsamen Singen danke ich den Teilnehmerinnen und Teilnehmern meiner Seminare sowie den Mitgliedern des Chakra-Vokal-Ensembles.

Anmerkungen

1. Brennan, Barbara Ann: *Licht-Arbeit. Das große Handbuch der Heilung mit körpereigenen Energiefeldern*. München: Goldmann, 1989, S. 69.
2. Flaming Crystal Mirror, Mary: *Süße Medizin: Die Lehren der Twisted Hairs, Band 1*. Tübingen: Vier Welten, 1999, S. 157 ff.
3. Gichtel, Johann Georg: *Theosophia Practica*. Freiburg im Breisgau: Aurum, 1979 (Nachdruck der Ausgabe von 1779).
4. Myss, Caroline: *Mut zur Heilung: Wie Sie Ihre Energien nutzen, um gesund zu werden*. München: Droemer Knaur, 2002, S. 303.
5. Myss, Caroline: *Chakren – die sieben Zentren von Kraft und Heilung*. München: Droemer Knaur, 1999, S. 112 ff.
6. Brennan: *Licht-Arbeit*, S. 58.
7. Rudhyar, Dane: *Die Magie der Töne: Musik als Spiegel des Bewusstseins*. München: dtv, 1988, S. 31.
8. Rudhyar: *Die Magie der Töne*, S. 29.
9. Goldman, Jonathan: *Heilende Klänge: Die Macht der Obertöne*. München: Droemer Knaur, 1994, S. 35 ff.
10. Walter, Johannes: *Chakra-Erfahrung: Durch Symbole, Visualisierung, Meditation, Naturerleben, Körperwahrnehmung, Atmen und Mudras*. München: Heyne, 1993, S. 22.
11. Rudhyar: *Die Magie der Töne*, S. 107 ff.
12. Dethlefsen, Thorwald: *Schicksal als Chance: Das Urwissen zur Vollkommenheit des Menschen*. München: Goldmann, 1979, S. 31 f.

13. Aderhold, Egon: *Das gesprochene Wort: Sprechkünstlerische Gestaltung deutschsprachiger Texte*. Berlin: Henschel, 1994, S. 107 ff.
14. Brennan: *Licht-Arbeit*, S. 95.
15. Walter: *Chakra-Erfahrung*, S. 133 f.
16. Parry, Danaan: *Krieger des Herzens: Eine Schulung zur friedlichen Konfliktlösung*. Freiburg im Breisgau: Lüchow, 1992, S. 99 f.
17. Hay, Louise L.: *Gesundheit für Körper und Seele: Wie Sie durch mentales Training Ihre Gesundheit erhalten und Krankheiten heilen*. München: Heyne, 1990 (3. Auflage), S. 104.
18. Garfield, Laeh Maggie: *Der heilende Klang: Das wunderbare Netz von Stimme, Ton und Gesang*. München: Goldmann, 1989, S. 231.
19. Chopra, Deepak: *Die sieben geistigen Gesetze des Erfolgs*. München: Heyne, 1996, S. 28.
20. Castaneda, Carlos: *Die Lehren des Don Juan: Ein Yaqui-Weg des Wissens*. Frankfurt am Main: Fischer, 1988, S. 88 u. S. 131.
21. Parry: *Krieger des Herzens*, S. 71.
22. Coelho, Paulo: *Der Alchimist*. Zürich: Diogenes, 1996.
23. Mittag, Sitara: *Wo kommst du her, wo gehst du hin? Die Mondknoten im Horoskop*. Köln: Edition Innenwelt, 2002.

Schulmann, Martin: *Karmische Astrologie Band 1: Mondknoten und Reinkarnation*. München: Urania, 1991 (6. Auflage).

24. Epikur: *Philosophie der Freude*. Frankfurt am Main: Insel, 2002 (8. Auflage), S. 87.
25. Sams, Jamie & Carson, David: *Karten der Kraft: Eine schamanische Einweihung in die „Medizin" der Krafttiere*. Oberstdorf: Windpferd, 2010 (16. Auflage).
26. Walsch, Neale Donald: *Rechtes Leben in Fülle: Wegweisungen für den Alltag*. München: Goldmann, 2000, S. 37 ff.
27. Chopra: *Die sieben geistigen Gesetze des Erfolgs*, S. 37.
28. Hull, Raymond: *Alles ist erreichbar: Erfolg kann man lernen*. Reinbek bei Hamburg: Rowohlt, 2002, S. 58.
29. Chopra: *Die sieben geistigen Gesetze des Erfolgs*, S. 100.

30. King, Serge Kahili: *Der Stadt-Schamane: Ein Handbuch zur Transformation durch Huna, das Urwissen der hawaiianischen Schamanen*. Berlin: Lüchow, 2003 (13. Auflage), S. 51 f.
31. Vater, Hans: *Kreative Wunscherfüllung: Die kosmischen und irdischen Gesetze des Wünschens*. Petersberg: Via Nova, 2003, S. 35.
32. a) Powers, Rhea: *Reinkarnation oder die Illusion der persönlichen Identität*. Planegg: Falk, 1990.
    b) Hellinger, Bert: *Ordnungen der Liebe*. Heidelberg: Carl-Auer, 1998.
33. da Silva, Kim: *Gesundheit in unseren Händen: Mudras – die Kommunikation mit unserer Lebenskraft durch Anregung der Finger-Reflexzonen*. München: Droemer Knaur, 1991, S. 126.
34. Sharamon, Shalila & Baginski, Bodo J.: *Das Chakra-Handbuch: Vom grundlegenden Verständnis zur praktischen Anwendung*. Durach: Windpferd, 1989, S. 52 ff.
35. Campbell, Don: *Die Heilkraft der Musik: Klänge für Körper und Seele*. München: Droemer Knaur, 2000, S. 25.
36. Brennan: *Licht-Arbeit*, S. 391.
37. Brennan: *Licht-Arbeit*, S. 392.
38. Pressemeldung der Zeitschrift *Vital* vom 23.03.2004.
39. Rampas, Martina: Der gespenstische Gesang der Zellen. *SPIEGEL*, 07.06.2004. https://www.spiegel.de/wissenschaft/mensch/sphaerische-klaenge-der-gespenstische-gesang-der-zellen-a-302272.html
40. Campbell: *Die Heilkraft der Musik*, S. 365 ff.
41. Campbell: *Die Heilkraft der Musik*, S. 98.
42. Garfield: *Der heilende Klang*, S. 44.
43. Campbell: *Die Heilkraft der Musik*, S. 311.
44. Smothermon, Ron: *Das Mann/Frau-Buch: Die Transformation der Liebe*. Bielefeld: Kamphausen, 1990, S. 250 ff.
45. Campbell: *Die Heilkraft der Musik*, S. 32 ff.
46. Plesse, Sunito M. & St. Clair, Bijo: *Feuer der Sinnlichkeit, Licht des Herzens: Tantrische Selbsterfahrung für Einzelne und Paare*. Gießen: Ed. 2000, 1988, S. 68–85.

47. Alavi Kia, Romeo & Schulze-Schindler, Renate: *Sonne, Mond und Stimme: Atemtypen in der Stimmentfaltung.* Braunschweig: Aurum, 1996.
48. Sprache klingt wie Musik. *SPIEGEL*, 23.04.2001. https://www.spiegel.de/wissenschaft/mensch/hirnforschung-sprache-klingt-wie-musik-a-129932.html
49. Cousto, Hans: *Die Oktave: Das Urgesetz der Harmonie.* Berlin: Simon und Leutner, 1987.
50. Krystal, Phyllis: *Die inneren Fesseln sprengen: Befreiung von falschen Sicherheiten.* Freiburg im Breisgau: Walter, 1991.

Weitere Titel aus dem Verlag Via Nova:

Mantra Medizin

Die heilsame Kraft der Mantras zur Stärkung der inneren Ausrichtung

Dr. med. Ingfried Hobert

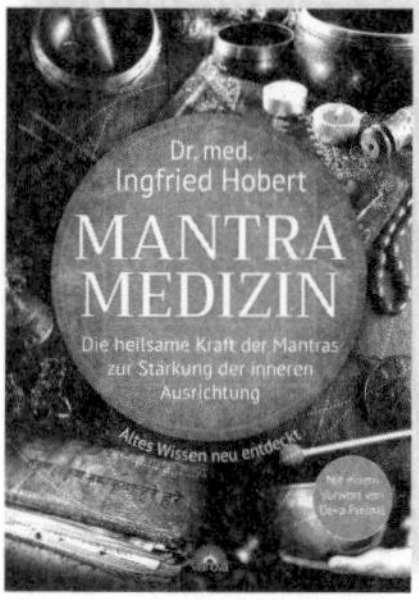

Klappenbroschur, 224 Seiten, 13 Grafiken, 1 Foto, ISBN 978-3-86616-517-5

Seit Anbeginn der Menschheit begleiten uns Mantras als Wegbereiter, Türöffner, Geburtshelfer neuer Gedanken und Felder sowie als Transformationshelfer hin zu strahlender Gesundheit. Sie verbinden uns mit etwas Größerem, das uns Wachstum und Erkenntnis bringt. Sie können Botschafter der Liebe sein und uns wie ein liebevoller Freund unterstützen und nähren. Sie bringen unser Herz ins Schwingen, können unser Leben tragen, schaffen ein Gefühl von Verbundenheit und geben Halt. So sind sie ein äußerst wichtiger Teil jedes Heilungsprozesses. Mantramedizin bedeutet, auf psychoemotionaler Ebene die Rahmenbedingungen zu schaffen, unter denen Selbstheilung besser und sicherer gelingen kann. Innehalten und Gewahrsein entwickeln sind die Schlüssel einer Medizin der Zukunft.

Das große YOGA-Therapiebuch

Yogapraxis für Gesundheit und einen klaren Geist

Remo Rittiner / Christoph Kraft

7., vollständig überarbeitete Neuauflage

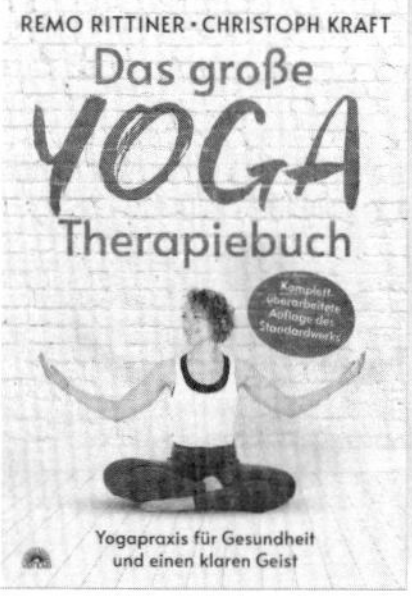

Klappenbroschur, 224 Seiten, 400 farbige Fotos,
ISBN 978-3-86616-518-2

Dieses Buch fußt auf den Grundprinzipien der Yogatradition des Yogameisters T. Krishnamacharya und seines Schülers A. G. Mohan sowie auf den neuesten Erkenntnissen der westlichen Anatomielehre. Es ist klar und verständlich geschrieben und eignet sich sowohl für Anfängerinnen und Anfänger als auch für fortgeschrittene Yogaübende, die sich für das große Heilungspotenzial der Yogatherapie interessieren. Remo Rittiner hat seine langjährige Erfahrung mit zahlreichen Menschen, die regelmäßig unter seiner Anleitung Yoga praktizieren, in dieses Buch einfließen lassen. Das Buch bietet zahlreiche Yogatherapieprogramme für gesunde Füße, stabile Knie, bewegliche Hüften, einen starken Rücken, entspannte Schultern und einen entspannten Nacken. Es bietet aber auch Yogatherapieprogramme, die sich bei hohem Blutdruck, Asthma, Übergewicht und Schlafstörungen bewährt haben. Alle Übungen werden in klarer und verständlicher Form erklärt und sind dank zahlreicher Fotos für jeden Leser leicht zugänglich.

Samyama Integrale Yogameditation

Ein spiritueller Übungsweg, der in die tiefe Erfahrung von Körper, Atem, Geist und Herz führt

Harald Homberger

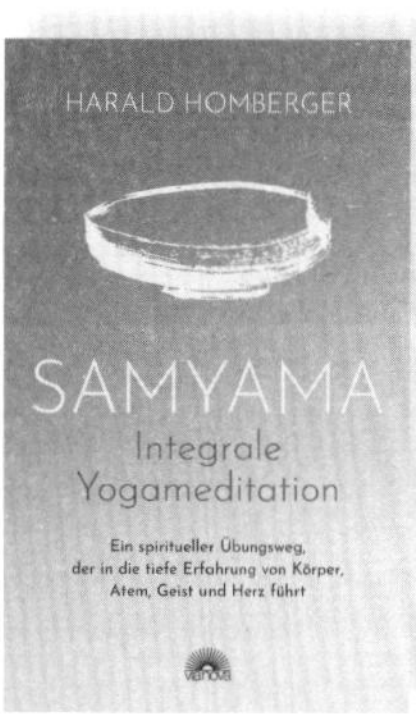

Klappenbroschur, 144 Seiten mit Lesezeichen, ISBN 978-3-86616-520-5

Samyama Integrale Yogameditation vermittelt ein grundlegendes Verständnis von Yoga und Meditation und lässt uns das Herz des Yoga spüren: Yoga ist Meditation, der Weg des Erwachens zu unserer wahren Natur. Samyama Integrale Yogameditation steht für einen spirituellen Übungsweg und für eine Yogatradition, die Körper, Atem, Geist und Herz integriert und darüber hinaus praktische Handlungsanweisungen für ein spirituelles Leben im Alltag aufzeigt. Zeile für Zeile nimmt Harald Homberger seine Leserinnen und Leser in diesem Buch mit hinein in die Tiefe des Yoga – in das Gewahrsein reiner Gegenwärtigkeit.

Verbindung wirkt Wunder

Wie eine glückliche Familie gelingen kann
Mit einem Vorwort von Chuck Spezzano
Begründer der Psychology of Vision
Susanne Ernst

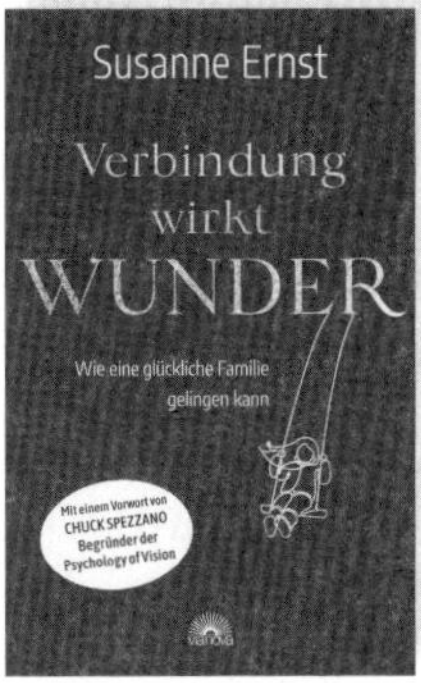

Klappenbroschur, 176 Seiten, ISBN 978-3-86616-524-3

Wie meistern wir die Aufgabe, gute Eltern zu sein? Wodurch können wir Kinder bestärken, ihrem eigenen guten Weg zu folgen? Wie festigen wir unsere Paarbeziehung, obwohl sich alles nur noch um die Kinder dreht? Wie erfüllen wir unseren Kinderwunsch? In diesem Buch spricht die erfolgreiche Schweizer Seminarleiterin und Coachin Susanne Ernst auf eine völlig neue Art über Erziehung und Beziehung, Autorität und Vertrauen, Streit und Versöhnung, Träume und Glück. Basierend auf den psychologischen Methoden von Chuck und Lency Spezzano zeigt die Autorin, wie Erziehungs- und Beziehungsprobleme zur Chance werden können, mehr Liebe und Verbundenheit in unsere Partnerschaft und unsere Familie zu bringen.

Spiraldynamik® – Achtsame Körperhaltung

Die besten Übungen für ein neues Körperbewusstsein
Renate Lauper / Dr. med. Christian Larsen

3. Auflage mit neuer Ausstattung

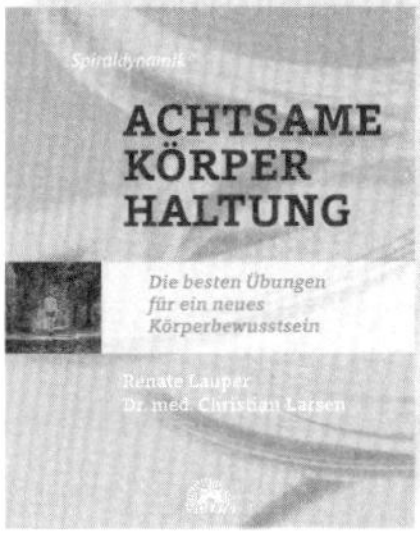

Klappenbroschur, 176 Seiten, 120 farbige Abbildungen,
ISBN 978-3-86616-533-5

Entdecken Sie in diesem Buch die preisgekrönte und tausendfach bewährte Erfolgsmethode der Spiraldynamik, die auf einer gänzlich neuen Betrachtung des evolutionären menschlichen Bauplans basiert. Es zeigt einen konkreten und anatomisch sinnvollen Weg, wie Sie sich körperlich verändern und aufrichten können. Erfahren Sie, wie durch die Bewusstheit der körperlichen Bewegung und Haltung ein vollkommen neues Lebensgefühl geweckt werden kann – frei von Beschwerden, zentriert, präsent, selbstbewusst, in Würde, kraftvoller Lebendigkeit und Ausstrahlung. Bahnbrechende Einsichten über die menschliche Anatomie und ihre Bewegungen werden hier ganz praktisch und konkret in einem perfekt aufeinander abgestimmten Übungsprogramm vermittelt, das behutsam und nachhaltig in die Aufrichtung führt. Achtsamkeit bedeutet, Körperbewusstsein im Alltag zu kultivieren.

Die Unsterblichkeit der Seele

Intuition, Willenskraft und Weisheit –
Die Essenz der Yogaphilosophie
Ralph Skuban

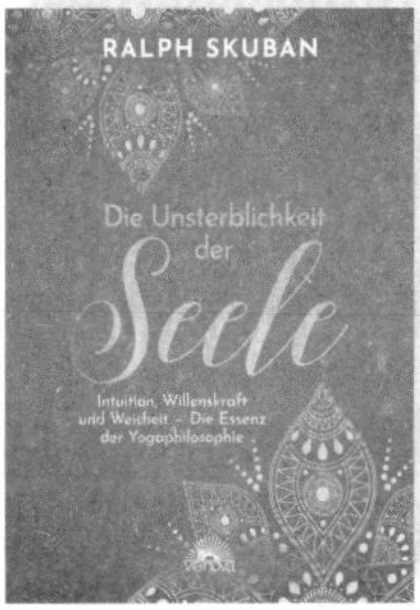

Klappenbroschur, 160 Seiten, ISBN 978-3-86616-516-8

In der Identifikation mit dem körperlichen Aspekt unserer Existenz fehlt uns offenbar, was alle Traditionen immer wieder lehren: Wir sind trotz der Vergänglichkeit des Körpers unsterblich. „Woher kam, was uns das Leben schenkte, und wohin wird es gehen, wenn wir das Leben einmal aushauchen?" In diesem Buch geht es um die Kernfragen des Menschen. Vor dem Hintergrund des Yoga entfaltet es, worauf es im Leben ankommt: Was ist Leben? Wie wirklich ist die Wirklichkeit? Ich bin mehr als mein Körper. Wege zum inneren Frieden. Der ganze Schatz liegt in mir selbst. Über den Wunsch, Gott zu sehen. Glück und Glückseligkeit. Gott wohnt in der Stille des Atems. Dieses Buch zeigt einfühlsam und argumentativ, wie wir falsche Konzepte und Identifikationen aufgeben können, damit wir existenziell erkennen und begreifen, wer und was wir in Wirklichkeit sind und dass das Glück in uns selbst liegt.

Ruheloser Geist trifft Achtsamkeit

Aus der Zeit in den Moment – Übungen, Impulse und Meditationen

Matthias Dhammavaro Jordan

3. Auflage mit neuer Ausstattung

Taschenbuch, 160 Seiten, ISBN 978-3-86616-515-1
E-Book: ISBN 978-3-86616-410-9

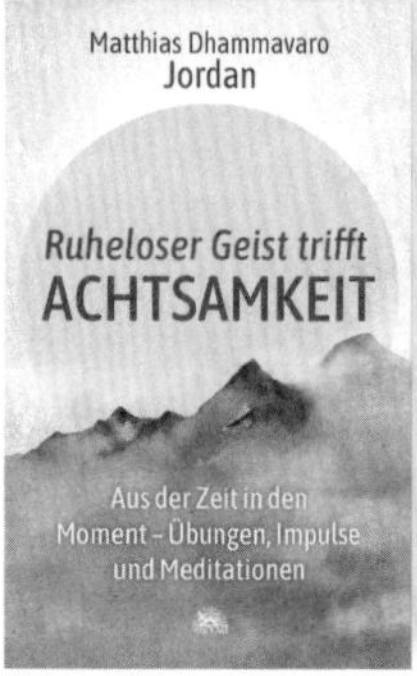

Einfachheit und Tiefe sind die Qualitäten dieses Buches. Der ehemalige buddhistische Mönch spricht aus eigener Erfahrung, verständlich, unterhaltsam, lehrreich, inspirierend und mitten im Leben stehend. Sofort findet der Leser sich selbst wieder und wird behutsam und fundiert an essenzielle Weisheiten herangeführt. Vor allem aber zeigt das Buch sowohl bei den Betrachtungen über die Wirkungsweise des menschlichen Geistes als auch bei den Meditationsanleitungen, wie man durch bewusstes Üben der Achtsamkeit innere Ruhe und Frieden finden und ein entspanntes und erfülltes Leben führen kann. Zeit ist kostbar und dieses Buch zeigt uns den Weg vom Hier ins Jetzt und wie wir den Reichtum des Augenblicks neu erleben und wertschätzen können.

Kinder fördern mit Denkanstößen

Mutmachende Impulse

Sabina Pilguj

2., überarbeitete Neuauflage

Klappenbroschur, 224 Seiten, ISBN 978-3-86616-512-0

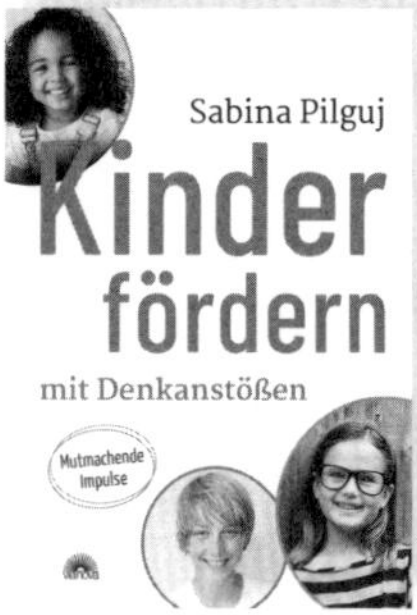

Dieses Buch ist eine kleine Schatztruhe für Kinder, gefüllt mit wertvollen Botschaften. Die kurzen Gedankenimpulse sind zum Vorlesen oder Selberlesen geeignet. Viele Kinder erleben täglich Situationen, die sie verunsichern oder ihnen Stress verursachen. Dies kann zu Selbstzweifeln, Ängsten und psychosomatischen Beschwerden führen. Die einzelnen Mutmachimpulse sprechen Kinder zwischen vier und dreizehn Jahren direkt an, fördern ihr Selbstbewusstsein und ihre emotionale Stärke, Selbstachtsamkeit und soziale Integration. Alltägliche Themen, die Kinder bewegen, wie etwa ein wertschätzendes Miteinander, Sensibilität und Empathie, aber auch Mobbing und Stress durch besondere Herausforderungen werden aufgegriffen. Die Botschaften vermitteln kindgemäß soziale Werte, eine optimistische Lebenssicht, Vertrauen, Zuversicht und Liebe, die es den Kindern ermöglichen, das Leben mit Mut, Tatkraft, Selbstvertrauen, Freude und mehr Leichtigkeit zu genießen und ihre Potenziale zu entfalten.

Das Geheimnis wahren Glücks

Paramhansa Yogananda

Taschenbuch, 128 Seiten, ISBN 978-3-86616-505-2

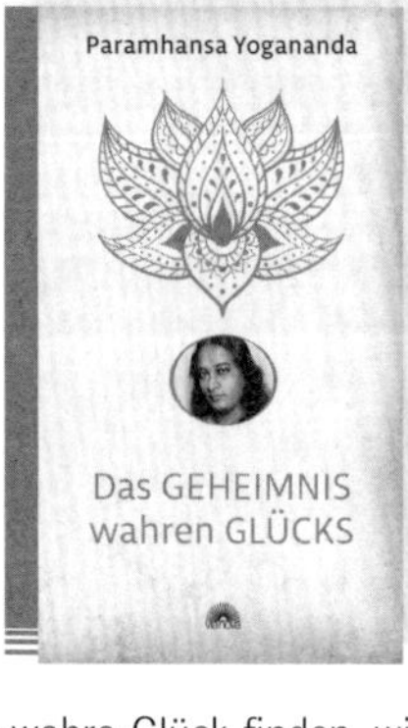

Einer der größten spirituellen Meister unserer Zeit verrät uns in diesem Buch das kostbarste Geheimnis des Lebens: Er weist uns den Weg zu innerem Glück, das nicht von den Unwägbarkeiten des Alltags abhängig ist. Er zeigt uns, wie wir ein wahrhaft erfülltes und glückliches Leben führen können. Es ist in der Wesensnatur des Menschen angelegt, nach Glück zu streben, zugleich aber auch seine größte Herausforderung, es zu finden. Wie oft verwechseln wir das wahre Glück mit materiellem Besitz, mit reinen Äußerlichkeiten und falschen Idealen? Und wer kann von sich behaupten, dass er im tiefsten Herzen wirklich glücklich ist? Dabei ist wahres Glück viel leichter zu finden, als man annehmen könnte. Paramhansa Yogananda zeigt uns in diesem Buch, wo wir das wahre Glück finden, wie wir auch andere Menschen daran teilhaben lassen und wie wir die Qualität des Glücklichseins kultivieren können.